医学助记图表与歌诀丛书

儿科学助记图表与歌诀

主　审　金润铭

主　编　余承高　白　融　吴　莹　陈栋梁

副主编　白　燕　张志泉　张松华　余　慧

编　委　（按姓氏汉语拼音排序）

白　融　白　燕　陈栋梁　陈鸿博

陈　曦　程碧霞　杜　鸣　郝琎琎

刘　畅　刘　翔　莫朝晖　邱奕宁

饶邦福　王秋鹏　吴　莹　晏汉娇

余承高　余　慧　张冰玉　张松华

张志泉

U0257534

北京大学医学出版社

ERKEXUE ZHUJI TUBIAO YU GEJUE

图书在版编目（CIP）数据

儿科学助记图表与歌诀 / 余承高等主编. —北京：
北京大学医学出版社，2018.10
医学助记图表与歌诀丛书
ISBN 978-7-5659-1836-0

Ⅰ．①儿…　Ⅱ．①余…　Ⅲ．①儿科学　Ⅳ．① R72

中国版本图书馆 CIP 数据核字（2018）第 171039 号

儿科学助记图表与歌诀

主　　编：余承高　白　融　吴　莹　陈栋梁
出版发行：北京大学医学出版社
地　　址：(100191) 北京市海淀区学院路 38 号　北京大学医学部院内
电　　话：发行部 010-82802230；图书邮购 010-82802495
网　　址：http://www.pumpress.com.cn
E-mail：booksale@bjmu.edu.cn
印　　刷：中煤（北京）印务有限公司
经　　销：新华书店
责任编辑：袁朝阳　责任校对：靳新强　责任印制：李　啸
开　　本：710mm×1000mm　1/16　印张：12.75　字数：320 千字
版　　次：2018 年 10 月第 1 版　2018 年 10 月第 1 次印刷
书　　号：ISBN 978-7-5659-1836-0
定　　价：36.00 元

前　言

儿科学是一门重要的临床医学科学，其内容十分丰富。学习、记忆并掌握其繁杂的基本理论知识，需要采取一些行之有效的方法。在许多辅助记忆的方法中，使用歌诀已被证明是收效显著的方法之一。以歌诀为体裁的医学著作在我国古代颇为多见，其特点是内容简要，文从语趣，富有韵律，朗读上口，记忆入心。

在多年的教学工作中，我们体会到，总结性图表具有提纲挈领、概括性强，条理分明、逻辑性强，直观形象、易于理解，简明扼要、便于记忆等特点，通过对比分析，将知识融会贯通，从而启发思维，培养能力。将歌诀与总结性图表结合起来学习，可以收到珠联璧合、相得益彰的良好效果。有鉴于此，我们也试将儿科学的基本内容编成歌诀，并用总结性图表加以注释，旨在为广大医学生提供一种新颖、独特、有效的儿科学学习方法。

随着医学的不断发展，现在的医学书籍和教材已很难用歌诀体裁来系统描述和阐明相关知识，但我国语言博大精深，为编写儿科学歌诀提供了深厚的基础。鲁迅先生曾说："地上本没有路，走的人多了，也便成了路。"我们殷切地希望有更多的同仁和我们一道，将诊断学歌诀编写得越来越好，共同开辟出一条用歌诀的方式学习儿科学的新途径。

在华中科技大学、首都医科大学、中南大学、武汉肽类物质研究所和北京大学医学出版社等单位的大力支持和鼓励下，本丛书才能得以顺利出版，在此致以衷心的感谢！

为满足更多读者的需求，本书的编写参考了多种教科书，但由于我们的水平有限，错误、疏漏和不妥之处难免，敬希广大同仁和读者不吝指正。

编　者

目 录

第一章 绪 论

儿童及儿科学特点

儿童自身有特点，不是成人之缩影，

差异性大防护差，疾病之后易恢复，

基础医学与临床，均与成人不相同。

表 1-1　儿童及儿科学的特点

特点	说明
基本特点	
差异性大	个体差异大；性别差异大；年龄差异大
病后易恢复	对疾病造成损伤的恢复能力较强
自身防护能力较差	
基础医学方面特点	
解剖	从出生到生长发育成熟，是一个动态变化的增长过程
功能	各系统、器官的生理、生化、免疫功能随着年龄的增长逐渐发育成熟；免疫功能较成人差，故预防很重要
病理	机体对病原体的反应因年龄的不同其病理改变有差异
心理	儿童时期是心理、行为形成的基础阶段，具有可塑性
临床方面特点	
疾病种类	与成人有很大的不同
临床表现	年龄越小越不典型，起病急、变化快、症状重、多系统受累
诊断	①注意年龄因素 ②详细询问病史 ③严密观察病情
治疗	①用药注意年龄特点 ②注意处理主要疾病的同时要及时处理并发症 ③细致的护理和注意使用一般支持疗法
预后	可治之症比成人多，恢复比成人快，后遗症比成人少
预防	许多疾病都可预防。注意筛查和发现先天性和遗传性疾病，防止儿童意外伤残。亦要注意成人疾病和老年疾病的儿童期预防

儿童年龄分期

儿童年龄分 7 期，各期特点不相同。

表 1-2　儿童年龄的分期

分期	阶段	特点
胎儿期	从受精卵形成到出生约 40 周	胎儿完全依靠母体而生存。胎儿缺氧、感染和理化因素的刺激或孕妇营养不良、吸烟、酗酒、心理创伤均可造成胎儿生长发育障碍，并可导致死胎、流产、早产或先天畸形等
新生儿期	自出生后脐带结扎时起至出生后满 28 天	小儿脱离母体开始独立生活，内外环境发生巨大变化，适应外界能力差、免疫力低、发病率高、死亡率高
婴儿期	出生后至 1 周岁	为小儿出生后生长发育最迅速的时期。易致营养缺乏，消化功能紊乱，易患传染病及感染性疾病
幼儿期	1～3 周岁	生长发育速度减慢，接触周围事物增多，智能发育较快，有语言思维，应人应物能力增强，但识别危险能力不足
学龄前期	3 周岁后到入小学前（6～7 岁）	体格发育稳步增长，智能发育更趋完善，好奇心强、模仿性强、可塑性高
学龄期	入小学至青春期前（女 12 岁，男 13 岁）	体格发育稳步增长，器官发育（除生殖系统外）接近成人，智能发育更为成熟
青春期	从第二性征出现到生殖功能基本发育成熟，身高停止增长的时间。年龄范围一般在 10～20 岁。女孩青春期开始和结束年龄都比男孩早 2 年左右	生殖系统迅速发育，体格生长随之加快，神经内分泌调节不够稳定，加之外界环境的影响大，易引起心理、行为、精神不稳定

注：胎龄满 28 周（体重 ≥ 1000g）至出生后 7 足天称为围生期。是生命遭到最大危险的时期，死亡率最高（包括死胎、死产，1 周内死亡）

第二章 生长发育

生长发育总规律

儿童生长与发育，具有一定规律性，
连续顺序速度异，还有个体差异性。

表 2-1 生长发育总规律

生长发育总规律	特点
连续而有阶段性	不同年龄阶段速度不同：0～1岁为第一个生长高峰 青春期为第二个生长高峰
各器官系统生长发育不平衡	①神经系统：出生后2年内发育最快 ②淋巴系统：儿童期迅速生长，青春期前达高峰 ③生殖系统：青春期快速发育 ④其他系统：与体格生长相平行
个体差异	受遗传、环境的影响，个体生长"轨道"不同
遵循一般发育规律	①由上到下：抬头→抬胸→坐→站、走 ②由近到远：臂→手；腿→足 ③由粗到细：全掌大把抓→手指拾取 ④由低级到高级：简单视听知觉→记忆、思维、分析 ⑤由简单到复杂：画直线→圈→图形

影响生长发育的因素

遗传环境两因素，影响生长与发育。

表 2-2 影响生长发育的因素

影响因素	说明
遗传因素	决定儿童生长发育的特征、潜力、趋向；遗传性疾病可影响生长发育
环境因素	包括营养、疾病、母亲情况、家庭和社会环境

生长发育常用指标

体格生长有规律，常用指标可表述，身高体重头胸围，重要数据应记取。

表2-3　体格生长的常用指标

指标	意义	正常估计值及计算公式
体重	为各器官、系统、体液的总重量；是反映儿童生长和近期营养状况的指标，也是临床计算药量和输液量的依据	出生体重（BW）平均3kg，3个月为6kg。1岁为9～10kg，2岁约12kg；2岁至青春期前每年增长约2kg，故体重（kg）=年龄（岁）×2+8 生理性体重下降：出生后第1周内下降BW的3%～9%（<10%），第7～10天恢复到BW
身高（长）	为头部、脊柱与下肢长度的总和，反映骨骼的生长发育和远期营养状况的重要指标	出生身长平均50cm，1岁75cm，2岁87cm，2～12岁每年增长6～7cm，故身高（cm）=年龄（岁）×7+75（1～6岁），年龄（岁）×6+80（7～12岁）
头围	为经眉弓上缘、枕骨结节左右对称环结头一周的长度，反映颅骨与脑的发育水平	出生头围平均34cm，3个月40cm，1岁46cm，2岁48cm，2～15岁头围仅增加6～7cm
胸围	为平乳头下缘经肩胛角下缘平绕一周的长度，反映胸廓、胸背肌肉、皮下脂肪及肺的发育	出生时比头围小1～2cm，约32cm；1岁时与头围相等，约46cm；1岁至青春前期胸围计算公式：胸围（cm）=头围+年龄-1
上臂围	为经肩峰与鹰嘴连线中点绕臂一周的长度，代表肌肉、骨骼、皮下脂肪和皮肤的生长	1～5岁小儿上臂围超过13.5cm为营养良好，12.5～13.5cm为营养中等，小于12.5cm为营养不良

🖋 骨骼和牙齿的发育

骨齿发育有规律，临床意义要记清。

表2-4　骨骼和牙齿的发育

骨骼	骨骼发育的规律和临床意义
头颅骨	前囟：出生时为1.0～2.0cm，1～1.5岁闭合 过小或早闭：见于小头畸形 闭合过迟：见于佝偻病、甲状腺功能减退症和脑积水等 饱满、紧张、隆起：见于颅内压高，是婴儿脑膜炎、脑炎和脑积水的重要体征之一 明显凹陷：常见于脱水或极度消瘦者 后囟：出生时很小或闭合，最迟6～8周闭合 骨缝：出生后3～4个月闭合
脊柱	出生时仅胸椎轻微后凸；3个月抬头，颈椎前凸；6个月会坐，胸椎后凸；1岁会走，腰椎前凸；6～7岁生理弯曲被韧带固定
长骨	腕部出生时没有骨化中心，出生后出现顺序为：头状骨、钩骨、下桡骨骺、三角骨、月骨、大小多角骨、舟骨、下尺骨骺、豆状骨。10岁出齐，共10个。1～9岁腕部骨化中心数目约等于岁数+1

骨骼	骨骼发育的规律和临床意义
牙齿	乳牙：出生后 4～10 个月（多数在 6～8 个月）开始萌出；13 个月尚未出牙者可视为异常；3 岁前出齐；共 20 颗；2 岁以内乳牙数计算公式：2 岁内乳牙数（颗）= 月龄 -（4～6） 恒牙：恒牙的骨化从新生儿时开始，6 岁左右萌出第一恒磨牙，6～12 岁乳牙逐个被同位恒牙替换，12 岁出现第二恒磨牙，18 岁以后出现第三恒磨牙，但也有终身不出者，故恒牙为 28～32 颗

🕮 小儿神经精神发育过程

4 翻 6 坐 9 能站，周岁独走话简单，

半岁自食示二便，2 岁双跳 3 脱穿，

4 岁会唱 5 数数，6、7 能写加减算。

表 2-5 小儿神经精神系统的发育

神经精神系统发育	基本要点
神经系统的发育	脊髓的发育成熟较早，与脊柱的发育并不一致。脊髓下端在胎儿时期位于第 2 腰椎下缘，4 岁时上移至第 1 腰椎，临床上进行腰椎穿刺时要注意 出生时具有一些先天性反射，但其中有些为非条件反射，如吸吮、握持、拥抱等反射应随年龄的增长而消失，而握持反射应于 3 个月时消失。新生儿和婴儿的肌腱反射较弱，腹壁反射和提睾反射也不易引出。3～4 个月前的婴儿肌张力较高，Kernig 征可为阳性；2 岁以下儿童 Babinski 征阳性亦可为生理现象
感知觉的发育	新生儿已有视觉感应功能，但不敏感，由于眼肌协调差可出现一时性的斜视和眼球震颤。3 个月时头眼协调较好，可随物移动，5 个月时能区别颜色。出生后 3～7 天听觉已相当良好，3～4 个月时出现头转向声源，7～9 个月能确定声源，能区别语言的意义，13～16 个月可寻找不同响度的声源，听懂自己的名字，4 岁时听觉发育完善。新生儿出生时味觉及嗅觉已发育完善。新生儿触觉已很灵敏，尤其在眼、口周、手掌、足底等部位。新生儿已有痛觉，但较迟钝。温度觉出生时就很灵敏
运动的发育	小儿动作的发育规律： ①头尾规律 ②由近到远 ③由不协调到协调，由泛化到集中 ④由粗动作到精细动作 ⑤先学会正面的动作然后做反面动作。粗动作的发育过程可以归纳为："二抬四翻六会坐，七滚八爬周会走"

🕮 儿童神经心理发育评价

神经心理之发育，测试方法有多种，

按照目的分 3 类，根据年龄来选用。

表 2-6 儿童神经心理发育的评价

测试评价方法	基本要点
筛查性测验	①丹佛发育筛查法（DDST）：主要用于 6 岁以下儿童的发育筛查 ②图片词汇测试（PPVT）：适用于 4 ~ 9 岁儿童的一般智能筛查，尤其是语言或运动障碍者 ③绘人试验：适用于 5 ~ 9.5 岁儿童，可用于不同语言地区
诊断测验	① Bayley 婴儿发育量表：适用于 2 ~ 30 个月婴幼儿 ② Gesell 发育量表：适用于 4 周至 3 岁婴幼儿 ③ Standford-Binet 智能量表：适用于 2 ~ 18 岁儿童 ④ Wechsler 学前及初小儿童智能量表（WPPSI）：适用于 4 ~ 6.5 岁儿童 ⑤ Wechsler 儿童智能量表修订版（WISC-R）：适用于 6 ~ 16 岁儿童
适应性行为测试	一般采用婴儿 - 初中生社会生活能力量表（日本）

儿童行为问题

儿童行为有问题，及早纠正和留意。

表 2-7 儿童行为问题

儿童行为问题	说明
生物功能行为问题	遗尿、睡眠问题、食欲缺乏、挑食
运动行为问题	交叉擦腿、咬指甲、磨牙、吸吮手指、咬唇、多动
社会行为问题	破坏、偷窃、说谎、攻击
性格行为问题	惊恐、害羞、抑郁、社交退缩、违拗、胆怯、依赖
语言问题	口吃

发育行为与心理异常

发育行为与心理，异常表现有数种，

及时发现和矫正，多与患儿相沟通。

表 2-8 儿童发育行为与心理异常

异常现象	基本要点
遗尿症	5 岁后仍发生不随意排尿即为遗尿症。分为原发性遗尿症和继发性遗尿症两种
吮拇指癖及咬指甲癖	多见于学龄前期和学龄期
屏气发作	多发生于 6 ~ 18 个月婴幼儿，常发生在情绪急剧变化时，为呼吸运动暂停的一种异常行为，5 岁前会逐渐自然消失

续表

异常现象	基本要点
学习障碍	由于儿童在精神心理发育过程中某种心理功能发生障碍，如认识、记忆、理解、语言、动作、阅读、书写、表达、计算等能力有障碍，影响学习能力，学习成绩落后
儿童擦腿综合征	大多由于会阴外生殖器局部刺激，而逐渐形成睡前、睡醒后或独自玩耍时两腿交叉摩擦会阴的动作
注意缺陷多动障碍	为学龄儿童中常见的行为问题，男孩发生率明显高于女孩

第三章 儿童保健原则

一、各期儿童保健重点

儿童发育分7期，生长特点不相同，
影响因素有多种，保健重点各不同。

表 3-1 各期儿童保健重点

年龄分期	生长特点	影响因素	保健重点	措施
胎儿期	依赖母体、器官成形、生长快	母亲、健康、营养疾病、毒物射线、情绪	预防先天畸形、防早产、宫内生长受限（IUGR）	定期产前检查
新生儿期	生长快、免疫力弱、体温中枢不成熟	营养、感染、环境温度	科学喂养、保暖、皮肤清洁	新生儿筛查、新生儿访视、预防接种
婴儿期（1～12个月婴儿）	生长第一高峰、消化道不成熟、主动免疫不成熟、神经心理发育	营养、疾病、环境刺激	科学喂养：与消化道适应、早教（语言，感，知觉，运动，独立能力，体格训练，生活能力）	定期体检，＜6个月时每月1次；＞6个月时每2～3个月1次，预防接种
幼儿期（1～2岁）	生长速度减慢、心理发育进入关键期	教育环境、营养、疾病	早教（生活习惯与能力、语言、性格、社交）预防事故，合理营养	定期体检，每3～6个月1次
学前期（3～5岁）	生长稳步增长、心理发育日益成熟、免疫活跃	教育环境、营养、免疫性疾病	心理发育、预防事故、合理安排生活、营养	定期体检，每6～12个月1次
学龄期（6～12岁）	部分生长进入青春期、心理发育成熟、免疫活跃	教育环境、营养、免疫性疾病	心理教育、预防事故、合理安排生活（体格锻炼）、营养、性教育	定期体检，每年1次
青春期（青少年期）	生长第二高峰、性发育	教育环境、营养	心理教育、营养、性教育、体格锻炼	定期体检，每年1次

二、儿童保健措施

儿童保健有措施，计划免疫莫忘记；

护理营养和锻炼，心理卫生莫忽视；

意外事故早预防，健康检查应定期。

表 3-2　儿童保健的具体措施

具体措施	基本要点
加强护理	年龄越小越需要合适的护理，尤其是居室和衣着（包括尿布）
科学营养	母乳喂养，断乳期婴儿辅食添加，幼儿期培养正确的进食行为，学龄前及学龄期膳食安排
计划免疫	按我国卫健委规定执行（表 3-3）
儿童心理卫生	注意习惯的培养（表 3-4）、社会适应性的培养、父母和家庭对儿童心理健康的作用很重要
定期健康检查	做好新生儿访视，建立儿童保健门诊
体格锻炼	包括户外活动、皮肤锻炼和体育运动
预防意外事故	尤其是注意预防窒息与异物吸入、中毒、外伤、溺水与交通事故，教会孩子自救

三、我国现行的婴儿免疫程序

儿童免疫有规划，按照程序好办法。

表 3-3　我国现行的婴儿免疫程序

年龄	疫苗接种
出生	卡介苗，乙肝疫苗
1 个月	乙肝疫苗
2 个月	脊髓灰质炎三价混合疫苗
3 个月	白百破混合制剂，脊髓灰质炎三价混合疫苗
4 个月	白百破混合制剂，脊髓灰质炎三价混合疫苗
5 个月	白百破混合制剂
6 个月	乙肝疫苗、A 群流脑多糖疫苗
8 个月	麻疹疫苗、乙脑减毒活疫苗或乙脑灭活疫苗
1.5 ~ 2 岁	白百破混合制剂复种、甲肝减毒活疫苗或甲肝灭活疫苗
4 岁	脊髓灰质炎三价混合疫苗复种
6 岁	麻疹疫苗复种，白百破混合制剂复种

习惯的培养

良好习惯早培养,终身受益保健康。

表 3-4 习惯的培养

培养内容	培养方法与要求
睡眠习惯	应从小培养儿童有规律的睡眠习惯;儿童居室应安静、光线应柔和,睡前避免过度兴奋;儿童应该有相对固定的作息时间,包括睡眠;婴儿可利用固定乐曲催眠入睡,不拍、不摇、不抱,不可用喂哺催眠;保证充足的睡眠时间,培养独自睡觉的习惯
进食习惯	按时添加辅食;进食量根据小儿的意愿,不要强行喂食;培养定时、定位(位置)、自己用餐;不偏食、不挑食、不吃零食;饭前洗手;培养用餐礼貌
排便习惯	我国多数的家长习惯于及早训练儿童大小便,而欧美国家的家长一切均顺其自然,但用尿布不会影响控制大小便能力的培养
卫生习惯	3 岁以后培养小儿自己早晚刷牙、饭后漱口、食前便后洗手的习惯。儿童应养成不饮生水和不吃未洗净的瓜果、不食掉在地上的食物、不随地吐痰、不乱扔瓜果纸屑的习惯

第四章 儿科疾病诊治原则

一、儿科病史采集和体格检查

病史采集和记录，项目内容要记熟。

表 4-1　病史采集和记录

项目	病史采集和记录
一般内容	①姓名、性别、年龄、种族 ②父母或抚养人的姓名、职业、年龄、文化程度、家庭住址和（或）其他联系方式 ③病史叙述者与患儿的关系
主诉	用病史提供者的语言概括主要症状或体征及其时间
现病史	为病历的主要部分。详细描述此次患病的情况（主要症状、病情发展和诊治经过），要特别注意： ①主要症状，症状的特征 ②有鉴别意义的有关症状，包括阴性症状 ③患病后儿童的一般情况 ④已做的检查和结果 ⑤已经进行治疗的患儿要询问具体治疗情况（如用药、手术等）
个人史	①出生史 ②喂养史 ③生长发育史
既往史	包括既往患病史、预防接种史和过敏史
家族史	家族中有无遗传性、过敏性或急、慢性传染病患者，父母是否近亲结婚，母亲分娩情况，同胞的健康情况等
传染病接触史	疑为传染性疾病者，应详细了解可疑的接触史

体格检查

体格检查按顺序，态度和蔼动作轻；

重症先检生命征，交叉感染应防止。

表4-2 体格检查方法

体格检查方法	基本要点
一般状况	留心观察小儿的营养发育情况、神志、表情、对周围事物的反应、皮肤颜色、体位、行走姿势和儿童的语言能力等
一般测量	①体温：腋下测温法、口腔测温法、肛门内测温法、耳内测温法 ②呼吸、脉搏：在小儿安静时进行 ③血压：收缩压（mmHg）=80+（年龄×2）；舒张压应为收缩压的2/3
皮肤和皮下组织	应在自然光线下仔细观察身体各部位皮肤的颜色
淋巴结	淋巴结的大小、数目、活动度、质地、有无粘连和（或）压痛等。颈部、耳后、枕部、腹股沟等部位尤其要认真检查
头部	①头颅：大小、形状、头围、前囟、枕秃和颅骨软化、血肿或颅骨缺损等 ②面部：有无特殊面容、眼距宽窄、鼻梁高低等 ③眼、耳、鼻：眼睑水肿、下垂、斜视、结膜充血、分泌物、瞳孔大小、形状、对光反应、局部红肿及外耳牵拉痛，鼻翼扇动、鼻腔分泌物及通气情况 ④口腔：口唇黏膜、牙龈、鹅口疮、腮腺开口，牙齿数目及龋齿数。扁桃体是否肿大、分泌物、充血等
颈部	有无抵抗、畸形，活动异常；甲状腺有无肿大，气管位置；颈静脉充盈及搏动情况
胸部	①有无胸廓畸形，胸廓两侧是否对称、心前区有无隆起，有无桶状胸 ②肺呼吸频率和节律有无异常 ③心尖搏动位置及有无杂音
腹部	肠型或肠蠕动波，新生儿应注意脐部有无分泌物、出血、炎症，脐疝大小。有无肝脾大，腰部包块；听诊有无肠鸣音
脊柱和四肢	有无畸形、躯干与四肢比例和佝偻病体征；观察手、足指（趾）有无杵状指、多指（趾）畸形等
会阴、肛门和外生殖器	有无畸形、肛裂；女孩有无阴道分泌物、畸形；男孩有无隐睾、包皮过长、过紧、鞘膜积液和腹股沟疝等
神经系统	①一般检查：神志、精神状态、面部表情、反应灵敏度、动作语言能力、有无异常行为等 ②神经反射：新生儿期原始反射；有些神经反射有其年龄特点 ③脑膜刺激征：颈部有无抵抗、Kernig征和Brudzinski征是否阳性
体检注意事项	①询问病史时就应该开始和患儿建立良好的关系 ②为增加患儿的安全感，检查时应尽量让患儿与亲人在一起，婴幼儿可坐或躺在家长的怀里检查，检查者应顺应患儿的体位 ③检查的顺序可根据患儿当时的情况灵活掌握 ④检查时态度和蔼，动作轻柔，注意保暖，照顾他（她）们的害羞心理和自尊心 ⑤对急症或危重抢救病例应先重点检查生命体征或与疾病有关的部位，全面的体检最好在病情稍稳定后再进行，也可边抢救边检查 ⑥小儿免疫功能差，为防止交叉感染，应注意消毒卫生

二、儿科疾病治疗原则

疾病治疗和护理，基本原则记分明。

表 4-3 儿科疾病的治疗原则

治疗原则	基本要点
护理原则	①细致的临床观察 ②合理的病室安排 ③规律的病房生活 ④预防医源性疾病等
饮食治疗原则	①合理使用各种乳品 ②一般膳食：分几种类型 ③特殊膳食：根据需要采用 ④检查前饮食 ⑤必要时禁食
药物治疗原则	①小儿药物治疗的特点：在组织内分布及反应因年龄而异；肝解毒、肾排泄功能不足；先天遗传因素 ②根据年龄、病情选择药物 ③根据年龄、疾病选择给药方法 ④准确计算药物剂量（见表 4-4）
心理治疗原则	贯穿于疾病诊治过程中
伦理学原则	①自主原则和知情同意 ②注意体检的伦理学问题

🐦 小儿用药量计算

小儿用药按剂量，计算方法有几种；

体表面积算最准，常按年龄或体重。

表 4-4 儿科疾病的治疗原则

计算方法	说明
按体重计算	最常用、最基本的方法，计算每日或每次需用量：每日（次）剂量＝患儿体重（kg）×每日（次）每千克体重所需药量。患儿体重以实测值为准。年长儿按体重计算，超过成人量则以成人量为上限
按体表面积计算	较按年龄、体重计算更为准确，因其与基础代谢、肾小球滤过率关系更为密切。小儿计算公式为：＜30kg 小儿的体表面积（m^2）＝体重（kg）×0.035+0.1；＞30kg 小儿体表面积（m^2）＝[体重（kg）−30]×0.02+1.05
按年龄计算	剂量幅度大、不需十分精确的药物，如营养类药物等可按年龄计算，比较简单易行
从成人剂量折算	小儿剂量：成人剂量×小儿体重（kg）/50，此法仅用于未提供小儿剂量的药物，所得剂量偏小

注：新生儿或小婴儿肾功能较差。一般药物剂量宜偏小；但对新生儿耐受较强的药物如苯巴比妥，则可适当增大用量；重症患儿用药剂量宜比轻症患儿大；需通过血 - 脑屏障发挥作用的药物，如治疗化脓性脑膜炎的磺胺类药或青霉素类药物剂量也应相应增大

三、小儿液体平衡的特点和液体疗法

（一）小儿液体平衡的特点

小儿液体进出量，要比成人相对大；

液体平衡易紊乱，调节能力比较差。

表4-5   小儿每日水的需要量

年龄	需水量（ml/kg）
＜1岁	120～160
1～3岁	100～140
4～9岁	70～110
10～14岁	50～90

表4-6   不同年龄的不显性失水量

不同年龄或体重	不显性失水量［ml/（kg·d）］
早产儿或足月新生儿	
750～1000g	82
1001～1250g	56
1251～1500g	46
＞1500g	26
婴儿	19～24
幼儿	14～17
儿童	12～14

（二）水和电解质平衡失调

1. 脱水

脱水程度分3度，临床表现要记熟。

表4-7   脱水的症状和体征

项目	轻度（体重3%～5%）	中度（体重5%～10%）	重度（体重10%以上）
失水量（ml/kg）	30～50ml/kg	50～100ml/kg	100～120ml/kg
心率增快	无	有	有
脉搏	可触及	可触及（减弱）	明显减弱
血压	正常	直立性低血压	低血压

续表

项目	轻度（体重3%～5%）	中度（体重5%～10%）	重度（体重10%以上）
皮肤灌注	正常	正常	减少，出现花纹
皮肤弹性	正常	轻度降低	降低
前囟	正常	轻度凹陷	凹陷
黏膜	湿润	干燥	非常干燥
眼泪	有	有或无	无
呼吸	正常	深，也可快	深和快
尿量	正常	少尿	无尿或严重少尿

脱水分为3类型，高渗、低渗与等渗

低渗性脱水

（1）

衰竭无力口不渴，易发休克表情淡。

（2）

少有口渴多乏力，尿量正常密度低；
血液浓缩血钠少，高渗盐水来治疗。

高渗性脱水

（1）

口干口渴尿量少，肢体软弱心烦躁；
重者昏迷脱水热，化验血钠常增高。

（2）

烦渴发热唇干燥，尿量很少密度高；
血钠增高胞液少，低渗盐糖来治疗。

等渗性脱水

缺水缺钠约相当，乏力尿少血压降；
血液浓缩钠正常，等渗输液宜大量。

表4-8 脱水的种类及临床表现

脱水的性质	低渗性脱水	等渗性脱水（最常见）	高渗性脱水
病因	以失盐为主，常见于迁延性或慢性腹泻，营养不良或3个月以下的婴儿腹泻，补充非电解质液过多	水与电解质丢失大致相同，常见于急性腹泻、呕吐、胃肠引流者	以失水为主，常见于高热，入水量少，大量出汗者，补充电解质液过多

脱水的性质	低渗性脱水	等渗性脱水（最常见）	高渗性脱水
血清钠检查	< 130mmol/L	130 ~ 150mmol/L	> 150mmol/L
口渴	早期不明显	明显，与脱水程度有关	早期极明显
尿量	早期减少不明显，可出现氮质血症	减少	早期极明显减少
皮肤弹性、温湿度	弹性极差、湿冷	弹性差、干燥	手揉面感、温暖干燥
精神	极度萎靡，嗜睡或昏迷	萎靡、烦躁、兴奋、易激惹	高热、烦躁、嗜睡、肌张力高
循环衰竭	发生早且严重	脱水严重则有	一般无
血压	很低	低	正常或稍低

2. 钾代谢异常

低钾血症

低钾细胞超极化，神经肌肉兴奋低；
肌肉松弛缩无力，不能呼吸可致死；
Q-T 延长现 U 波，T 波可能会倒置。
由于血钾浓度低，静脉补钾要注意；
钾盐不能静脉推，只能静脉打点滴。

高钾血症

血钾过高兴奋低，可发呼吸肌麻痹；
心肌传导受抑制，减弱心肌收缩力；
兴奋不能传心室，心室停搏要人命；
祛除病因降血钾，促进血钾入胞内；
拮抗高钾心毒性，其他措施亦相随。

原因：
· 呕吐、腹泻丢失大量含钾的胃肠液
· 进食少，入量不足
· 肾排钾过多
· 钾在体内异常分布
· 各种原因的碱中毒

脱水纠正前不出现低钾：
· 脱水——血液浓缩
· 酸中毒——钾从细胞内移向细胞外
· 尿少——钾排出相对少，补液后易出现低钾
· 补液——血液稀释
· 酸中毒被纠正——钾从细胞外移向细胞内
· 随尿量增加——钾被排出体外
· 输注大量葡萄糖——合成糖原需钾参与
· 腹泻——继续丢失

临床主要特点：神经肌肉兴奋性降低
· 神经肌肉：萎靡不振；肌张力下降；反射减弱或消失；呼吸变浅或呼吸麻痹，腹胀，肠鸣音减弱或消失，麻痹性肠梗阻
· 心肌兴奋性增高：心律失常，心肌受损，心音低钝，心脏扩大，心力衰竭，心电图表现为T波低平，双向或倒置，出现U波，P-R和Q-T间期延长，ST段下降
· 肾损害：低血钾致肾功能下降，碱中毒，肾单位硬化。肾间质纤维化，生长激素分泌少

图 4-1 低钾血症的病因及临床特点

正常血清钾维持在 3.5 ～ 5.0mmol/L，当血清钾 < 3.5mmol/L 时称为低钾血症

表 4-9 低钾血症和高钾血症的原因、临床表现和治疗原则

项目	低钾血症	高钾血症
定义	血清钾浓度 < 3.5mmol/L	血清钾浓度 ≥ 5.5mmol/L
原因	摄入不足、吐泻丢失过多、经肾排出过多、体内分布异常、碱中毒	肾衰竭、肾小管性酸中毒、肾上腺皮质功能低下等使排钾减少；休克、重度溶血及严重挤压伤等使钾分布异常；输钾溶液速度过快或浓度过高
临床表现	①神经肌肉兴奋性降低：肌肉软弱无力，重者呼吸麻痹或麻痹性肠梗阻、胃扩张；膝反射、腹壁反射减弱或消失 ②心脏损害：心律失常，心肌收缩乏力，血压降低，心力衰竭；ECG：ST 段下降，T 波倒置，Q-T 间期延长，出现 U 波 ③肾损害：多尿；长期导致肾单位硬化、间质纤维化	①神经肌肉症状：精神淡漠、萎靡、手足感觉异常、腱反射减弱或消失，严重者出现弛缓性瘫痪、尿潴留，甚至呼吸肌麻痹 ②心脏损害：心率↓，室性期前收缩和心室颤动，甚至心搏停止；ECG：高耸 T 波、P 波消失或 QRS 波群增宽、心室颤动及心脏停搏
治疗原则	①见尿补钾 ②每日 3mmol/kg，重者每日 4 ～ 6mmol/kg ③不宜过浓（ < 0.3%，新生儿 0.15% ～ 0.2%） ④不宜过快（每小时小于 0.3mmol/kg）	①停止钾摄入 ②稳定细胞膜 ③将钾转移至细胞内 ④清除钾

3. 酸碱平衡紊乱

📖 代谢性酸中毒与代谢性碱中毒

代酸表现多抑制，心脏血管均累及；

精神萎靡昏欲睡，重者昏睡或昏迷；

代碱表现则相反，神经肌肉易兴奋；

治疗应当除病因，药用酸性或碱性。

表 4-10　代谢性酸中毒和代谢性碱中毒的原因、临床表现和治疗原则

项目	代谢性酸中毒	代谢性碱中毒
原因	①细胞外液酸的产生过多 ②细胞外液碳酸氢盐丢失	①过度的 [H$^+$] 丢失 ②摄入或输入过多的碳酸氢盐 ③血钾降低时，肾增加 [HCO$_3$] 的重吸收 ④呼吸性酸中毒时，肾增加 [HCO$_3^-$] 重吸收 ⑤细胞外液减少时，肾增加 [HCO$_3^-$] 重吸收
临床表现	①精神萎靡、嗜睡、烦躁不安，重者反应迟钝、昏睡或昏迷 ②面色苍白，口唇呈樱桃红色，重者面色灰青，口唇发绀 ③呼吸深而快，可闻到酮味，心率明显加快，重者心率减慢，心排血量减少，血压降低，可发生心力衰竭	①轻度可无明显症状 ②呼吸抑制，精神萎靡 ③导致低钙抽搐、低钾和低氯相应的症状
治疗原则	①积极治疗缺氧、组织低灌注、腹泻等原发疾病 ②一般主张根据血气分析结果采用碳酸氢钠或乳酸钠等碱性药物增加碱储备，中和 [H$^+$] ③根据 BE（碱剩余）的测定结果，所需 5%NaHCO$_3$ 量（ml）=（-BE）×0.5×体重（kg）；5%NaHCO$_3$ 稀释成 1.4% 的 NaHCO$_3$；先补 1/2，复查血气后调整剂量	①祛除病因 ②停用碱性药物 ③静脉滴注生理盐水 ④重症者氯化铵静脉滴注 ⑤纠正水、电解质紊乱

📖 酸碱平衡紊乱的分析

酸碱平衡若紊乱，血气分析可判断。

表 4-11 酸碱紊乱的分析方法

动脉血气测定			
酸中毒（pH < 7.4）		碱中毒（pH > 7.4）	
↓ $[HCO_3^-]$	↑ $PaCO_2$	↑ $[HCO_3^-]$	↓ $PaCO_2$
代谢性酸中毒	呼吸性酸中毒	代偿性碱中毒	呼吸性碱中毒
↓ $PaCO_2$ 代偿	↑ $[HCO_3^-]$	↑ $PaCO_2$ 代偿	↓ $[HCO_3^-]$ 代偿
呼吸代偿	肾代偿	呼吸代偿	肾代偿
临床举例：酮症酸中毒；乳酸酸中毒；腹泻、肠液丢失；肾小管性酸中毒等	临床举例：中枢呼吸抑制；神经肌肉疾病；肺实质性疾病等	临床举例：呕吐引起 H^+、Cl^- 丢失；外源性 HCO_3^- 摄入或输入过多等	临床举例：由于精神因素或药物（如水杨酸钠）中毒所致的呼吸增快
代偿效果：每↓ $PaCO_2$ 1.2mmHg 代偿 1mmol/L 的 $[HCO_3^-]$ ↓	代偿效果：每↑ $[HCO_3^-]$ 3.5mmol/L 可代偿 10mmHg 的 $PaCO_2$ ↑	代偿效果：每↑ $PaCO_2$ 0.7mmHg 可代偿 1mmol/L 的 $[HCO_3^-]$	代偿效果：每↓ $[HCO_3^-]$ 5mmol/L 可代偿 10mmHg 的 $PaCO_2$ ↑

4. 液体疗法

> 呕吐腹泻或脱水，液体疗法可治疗；
>
> 首先计算补液量，液体成分调整好；
>
> 补液速度和时间，事先都要有考量；
>
> 脱水状态可纠正，酸碱平衡恢复好。

液体疗法目的：
· 纠正体内已经存在的水、电解质紊乱
· 恢复和维持血容量、渗透压、酸碱度和电解质成分
· 恢复正常的生理功能

口服补液(ORS)：
· 适用于中度以下脱水、呕吐不严重的患儿无腹胀；用于补充累积损失、继续损失；可用于预防腹泻引起的脱水
· 方法：
轻度：50~80ml/kg
中度：80~100ml/kg
8~12小时内将累积损失补足，少量多饮

静脉补液：
· 适用于严重呕吐、腹泻，伴中、重度脱水，或经口服补液不见好转或呕吐、腹胀严重的患儿
· 三个"量"：累积损失量、继续损失量、生理需要量
· "三定"原则：
补液总量：补多少?
补液种类：补什么?
补液速度：如何补?
· 补液原则：先快后慢，先浓后淡，有尿补钾，随时调整

图 4-2 小儿液体疗法的目的和方法

表 4-12　小儿腹泻液体疗法第 1 天的补液方法

脱水程度	累积损失量		继续损失量		生理需要量		总量（ml/kg）
	液体量（ml/kg）	补液成分	液体量（ml/kg）	补液成分	液体量（ml/kg）	补液成分	
轻度	50	根据脱水性质，低渗用 2/3 张，等渗用 1/2 张，高渗用 1/3 张	10 ~ 40	1/3 ~ 1/2 张	60 ~ 80	1/5 张	90 ~ 120
中度	50 ~ 100						120 ~ 150
重度	100 ~ 120						150 ~ 180
	8 ~ 12 小时内输完 [8 ~ 10 ml/(kg·h)]		12 ~ 16 小时内输完 [5 ml/(kg·h)]				

注：第 2 天及以后的补液，可根据继续损失量和生理需要量给予

表 4-13　小儿腹泻液体疗法补液速度与时间

总量	累积损失量	维持输入阶段（生理需要，继续损失）
24 小时	8 ~ 12 小时 8 ~ 10 ml/(kg·h)	12 ~ 16 小时 5 ml/(kg·h)

表 4-14　小儿腹泻液体疗法快速扩容的方法

溶液种类	扩容量	补液速度
生理盐水或 2：1 液	20ml/kg*	30 ~ 60 分钟

注：* 总量不超过 300ml

表 4-15　各种体液损失成分

体液	Na^+（mmol/L）	K^+（mmol/L）	Cl^-（mmol/L）	蛋白质（g/dl）
胃液	20 ~ 80	5 ~ 20	100 ~ 150	—
胰液	120 ~ 140	5 ~ 15	90 ~ 120	—
小肠液	100 ~ 140	5 ~ 15	90 ~ 130	—
胆汁液	120 ~ 140	5 ~ 15	50 ~ 120	—
回肠造瘘口损失液	45 ~ 135	5 ~ 15	20 ~ 115	—
腹泻液	10 ~ 90	10 ~ 80	10 ~ 110	—
正常出汗	10 ~ 30	3 ~ 10	10 ~ 25	—
烫伤	140	5	110	3 ~ 5

表 4-16 常用溶液成分

溶液	每100ml含溶质或溶液	Na⁺	K⁺	Cl	HCO₃⁻或乳酸根	Na⁺/Cl⁻	渗透压或相对于血浆的张力
血浆		142	5	103	24	3：2	300mOsm/kg·H₂O
①0.9%氯化钠	0.9g	154	—	154	—	1：1	等张
②5%或10%葡萄糖	5g或10g	—	—	—	—	—	—
③5%碳酸氢钠	5g	595	—	—	595	—	3.5张
④1.4%碳酸氢钠	1.4g	167	—	—	167	—	等张
⑤11.2%乳酸钠	11.2g	1000	—	—	1000	—	6张
⑥1.87%乳酸钠	1.87g	167	—	—	167	—	等张
⑦10%氯化钾	10g	—	1342	1342	—	—	8.9张
⑧0.9%氯化铵	0.9g	NH⁺167	—	167	—	—	等张
1：1含钠液	①50ml；②50ml	77	—	77	—	—	1/2张
1：2含钠液	①35ml；②65ml	54	—	54	—	—	1/3张
1：4含钠液	①20ml；②80ml	30	—	30	—	—	1/5张
2：1含钠液	①65ml；④或⑥35ml	158	—	100	58	3：2	等张
2：3：1含钠液	①33ml；②50ml；④或⑥17ml	79	—	51	28	3：2	1/2张
4：3：2含钠液	①45ml；②33ml；④或⑥22ml	106	—	69	37	3：2	2/3张

表 4-17 口服补液盐（ORS）配方（WHO，2002）

氯化钠	2.6g
枸橼酸钠	2.9g
氯化钾	1.5g
葡萄糖	13.5g
加水至	1000ml
总渗透压	245mOsm/(kg·H₂O)

表 4-18 口服补液盐（ORS）配方电解质浓度（mmol/L）

Na⁺	75
K⁺	20
Cl⁻	65
枸橼酸钠	10
葡萄糖	75

第五章　营养和营养障碍疾病

一、儿童营养基础

膳食营养参考摄入量

每日营养摄入量，数量多少有考量。

表 5-1　膳食营养素参考摄入量（DRIs）

膳食营养素参考摄入量	具体要点
平均需要量（EARs）	某一特定性别、年龄及生理状况群体中对某营养素需要量的平均值 满足群体中 50% 个体对该营养素的需要
推荐摄入量（RNIs）	满足群体中绝大多数（97%～98%）个体的需要
适宜摄入量（AIs）	健康人群（通过观察或实验获得的）某种营养素的摄入量
可耐受最高摄入量（ULs）	平均每日可以摄入该营养素的最高量

营养素的种类

基本营养素 7 种，蛋白糖脂矿物质；

膳食纤维维生素，还有水分更应知。

表 5-2　营养素种类

营养素种类			具体要点
能量			①婴儿能量 RNI 为每日 95kcal/kg ②简单计算法：1 岁内每日 110kcal/kg ③以后每 3 岁减去 10kcal，15 岁时 60kcal，成人 25～30kcal
微量营养素	宏量营养素		蛋白质、脂类、糖类*
	矿物质	常量元素 （>体重 0.01%）	钙、钠、磷、钾、镁、氯等
		微量元素 （<体重 0.01%）	①必需：碘、锌、铁、硒、钼、铬、钴、铜、硫等 ②可能必需：锰、硅、硼、矾、镍 ③低剂量：氟、铅、镉、汞、砷、铝、锂、锡
	维生素		维生素 A、B_1、B_2、B_6、B_{12}，烟酸、叶酸，维生素 C、D、E、K 等
膳食纤维			①为不被小肠吸收的非淀粉多糖 ②婴幼儿可从谷类、蔬菜、水果中获得
水			婴儿需水量为每日 150ml/kg，以后每 3 岁减少约每日 25ml/kg

注：* 糖类供热量 4kcal/g；蛋白质供热量 4kcal/g；脂肪供热量 9kcal/g

1kcal=4.184kJ；1kJ=0.239kcal

二、婴儿喂养方法

母乳喂养

母乳天然好营养，母乳喂养应提倡。

表 5-3　母乳喂养

母乳喂养	基本要点
母乳的特点	①含氨基酸比例适宜，为必需氨基酸模式 ②含β酪蛋白少，含磷少，凝块小 ③白蛋白为乳清蛋白，促乳糖蛋白形成，很少过敏 ④含饱和脂肪酸较多，有利于脑发育 ⑤母乳的脂肪酶使脂肪颗粒易于吸收 ⑥母乳中铁吸收率高 ⑦缓冲力小，利于酶发挥作用 ⑧含有免疫成分及生长调节因子 ⑨经济方便，利于母亲产后恢复
母乳成分的变化	①初乳含脂肪少，蛋白多，对新生儿生长发育及抗感染能力十分重要 ②哺乳过程中乳量成分随时间蛋白质含量降低
建立良好母乳喂养	①做好产前准备和乳头保健 ②刺激催乳素分泌，促进乳汁分泌 ③正确的喂哺技巧 ④保持心情愉快
不宜哺乳的情况	母亲感染 HIV、患有严重疾病应停止哺乳

婴儿食物转换

食物转换有规律，不要急躁应逐步；

由少到多细到粗，出现问题要处理。

表 5-4　婴儿食物转换

婴儿食物转换	基本要点
不同喂养方式婴儿的食物转换	①母乳喂养婴儿的食物转换问题是帮助婴儿逐渐用配方奶或动物乳完全替代母乳，同时引入其他食物 ②部分母乳喂养和人工喂养婴儿的食物转换是逐渐引入其他食物
过渡期食物	①首先选择易于吸收、能满足生长需要、又不易产生过敏的食物 ②婴儿食物转变期有一个对其他食物的习惯过程，最初的对新食物的抵抗可通过多次体验改变 ③此期让婴儿熟悉多种食物，食物加入应由少到多，一种到多种，单一引入（表 5-5）
婴儿期易出现的问题	溢乳、食物引入时间不当、能量及营养素摄入不足、进餐频繁、喂养困难

表 5-5　过渡期食物的引入

月龄	食物性状	种类	餐数		进食技能
			主餐	辅餐	
4～6个月	泥状食物	菜泥、果泥、含铁米粉、配方奶	6 次奶（断夜间奶）	逐渐加至 1 次	用勺喂
7～9个月	末状食物	软饭、肉末、菜末、蛋、鱼泥、水果	4 次奶	1 餐饭，1 次水果	学用杯
10～12个月	碎食物	软饭、碎肉、碎菜、蛋、鱼肉	2 餐饭	2～3 次奶，1 次水果	抓食、断奶瓶、自用勺

注：添加原则为：由少到多，由细到粗；由一种到多种

三、营养状况评价的原则和儿童体格生长发育评价

营养状况做评价，4 项内容来表达。

表 5-6　营养状况评价的原则

评价原则	说明
体格检查	注意有关营养缺乏的体征
体格生长发育评价	见表 5-7
膳食调查	①调查方法：称重法；询问法；记账法 ②膳食评价：营养素摄入；宏量营养素供能比；膳食能量分布
实验室检查（化验）	了解机体某种营养素贮存缺乏水平

表 5-7　儿童体格生长发育评价

体格生长发育评价		基本要点
体格生长	体重	随着年龄的增长体重增加逐渐减慢，1 岁以内增加最快
	身高	出生时平均 50cm，1 年后 75cm，2 岁 85cm
	头围	出生时平均 32～34cm，1 岁时头围等于胸围
	胸围	出生时胸围 32cm，略小于头围，1 岁后大于头围
	上臂围	衡量 5 岁以下儿童营养状况
	身体比例与匀称性	
与体格生长有关的其他系统的发育		骨骼：前后囟闭合、骨龄
		牙齿：约 2.5 岁时乳牙出齐
		脂肪组织与肌肉
		生殖系统发育

四、蛋白质 - 能量营养不良

厌食之力体重降，发枯皮皱神萎靡；

肌松贫血免疫弱，脂肪减少体重低；

蛋白热量添辅食，帮助消化酶制剂；

微量元素维生素，血浆全血有价值。

表 5-8　蛋白质 - 能量营养不良的概况

蛋白质 - 能量营养不良	基本要点
临床表现	①营养不良的早期表现：活动减少、精神较差、体重生长速度不增 ②皮下脂肪消失：皮下脂肪层消耗的顺序首先是腹部，其次为躯干、臀部、四肢、最后为面颊 ③常见并发症：营养性贫血；多种维生素缺乏；微量元素缺乏；反复感染；自发性低血糖 ④严重蛋白质 - 能量营养不良分类：消瘦型，能量摄入严重不足；水肿型，蛋白质严重缺乏；中间型，能量和蛋白质缺乏
实验室检查	①营养不良的早期缺乏特异性、敏感性的诊断指标 ②血浆白蛋白浓度降低为其特征性改变，但其半衰期较长而不够灵敏 ③胰岛素样生长因子不受肝功能的影响，被认为是早期诊断的灵敏、可靠的指标
诊断	①体重低下：体重低于同年龄、同性别参照人群值的均值 –2SD 以下为体重低下，反映慢性或者急性营养不良。如在均值 –2SD ～ 3SD 为中度；在均值 –3SD 以下为重度 ②生长迟缓：身长低于同年龄、同性别参照人群值的均值 –2SD 为生长迟缓，反映慢性长期营养不良。如在均值 –2SD ～ 3SD 为中度；在均值 –3SD 以下为重度 ③消瘦：体重低于同性别、同身高参照人群值的均数 –2SD 为消瘦，反映近期、急性营养不良。如在均值 –2SD ～ 3SD 为中度；在均值 –3SD 以下为重度
治疗原则	见表 5-9

表 5-9　营养不良的治疗原则

治疗原则	治疗方法
处理危及生命的并发症	纠正水及电解质紊乱、酸中毒、低血糖、肾衰竭、休克；抗感染；维生素 A 缺乏性眼病
祛除病因	针对病因，治疗原发病，纠正不良饮食习惯
调整饮食	能量供给 ①中至重度：每日从 40 ～ 55kcal/kg → 120 ～ 170kcal/kg ②按实际体重计算 蛋白质供给：每日从 1.5 ～ 2.0g/kg → 3.0 ～ 4.5g/kg 给予奶类、蛋类、肝类、肉类、鱼类等；水解蛋白、氨基酸混合液、要素饮食

续表

治疗原则		治疗方法
改善消化功能	药物	维生素B族、胃蛋白酶、胰酶；蛋白质同化类固醇制剂；胰岛素注射：每日2～3U，之前服葡萄糖20～30g；锌元素每日0.5～1mg/kg；调理脾胃的中药
	中医疗法	捏脊、针灸
其他		静脉营养

五、儿童单纯性肥胖

脂肪过多分布异，结合症征主依据；

体重指数腰臀比，分度分型又分期；

控制饮食常运动，一般不用药物治。

表 5-10　儿童单纯性肥胖的概况

儿童单纯性肥胖	基本要点
病因	①能量摄入过多 ②活动量过少 ③遗传因素 ④其他因素
临床表现	①可发生于任何年龄，最常见于婴儿期、5～6岁和青春期，男童多于女童 ②肥胖 - 换氧不良综合征：由于脂肪的过度堆积限制了胸廓和膈的运动，使肺通气量不足、呼吸浅快，故肺泡换气量减少，造成低氧血症、气急、发绀、红细胞增多、心脏扩大或出现充血性心力衰竭甚至死亡 ③体格检查显示皮下脂肪丰满，但分布均匀，腹部膨隆下垂；肥胖小儿性发育常较早，故最终身高常略低于正常小儿 ④实验室检查：常规检查血压、糖耐量、血糖、腰围、高密度脂蛋白、低密度脂蛋白、三酰甘油、胆固醇等指标
诊断	2岁以上儿童肥胖诊断标准有两种：一种是年龄的体质指数（BMI），是指体重（kg）/身长的平方（m²），当儿童的BMI在P_{85}～P_{95}为超重，超过P_{95}为肥胖；另一种方法是用身高的体重评价肥胖，当身高的体重在P_{85}～P_{97}为超重，>P_{97}为肥胖
治疗	①饮食治疗：推荐低脂肪、低糖类和高蛋白饮食；多食体积大而热量低的蔬菜类食品；良好的饮食习惯对减肥具有重要作用 ②运动疗法：适度运动对控制肥胖有利 ③儿童一般不用药物治疗

六、维生素营养障碍

维生素 A 缺乏症

夜盲泪少眼睛干，角膜软化毕脱斑；

毛发干枯皮角刺，尿液上皮大于 3；

补充维 A 并滴眼，可补肉类肝奶蛋。

表 5-11 维生素 A 缺乏症的概况

维生素 A 缺乏症	基本要点
临床表现	①眼部表现：夜盲或暗光中视物不清最早出现，持续数周后，开始出现眼干燥症的表现；结膜近角膜也缘干燥起皱褶，角化上皮堆积或白斑，称为毕脱斑 ②皮肤表现：皮肤干燥，易脱屑，有痒感，毛囊角化，指甲变脆等 ③生长发育障碍：身高落后，牙齿釉质易剥落，发生龋齿 ④感染易感性增高：维生素 A 亚临床或可疑亚临床缺乏阶段，免疫功能低下就已存在。主要表现为反复呼吸道和消化道感染，并迁延不愈 ⑤贫血：类似于缺铁性贫血的小细胞低色素性贫血
诊断	(1) 临床诊断：长期动物性食物摄入不足，有各种消化道疾病或慢性消耗性疾病史、传染病病史等情况下应高度警惕维生素 A 缺乏症。出现夜盲或眼干燥症等眼部特异性表现及皮肤的症状和体征，即可做出临床诊断 (2) 实验室诊断 ①血浆视黄醇：是血浆维生素 A 的主要形式，是维生素 A 缺乏分型的重要依据。血浆维生素 A 低于 0.7μmol/L 可诊断为维生素 A 缺乏，如伴特异的眼干燥症为临床型维生素 A 缺乏，如无限干燥症则为亚临床型，血浆维生素 A 介于 0.7～1.05μmol/L 诊断为可疑亚临床维生素 A 缺乏 ②血浆视黄醇结合蛋白测定：血浆视黄醇结合蛋白（RBP）水平能比较敏感地反映体内维生素 A 的营养状态，低于正常范围有维生素 A 缺乏的可能 ③尿液脱落细胞检查：加 1% 甲紫于新鲜中段尿中，摇匀计数尿中上皮细胞，如无泌尿道感染，超过 3 个 /mm² 为异常，有助于维生素 A 缺乏诊断，找到角化上皮细胞具有诊断意义 ④暗适应检查：用暗适应计和视网膜电流变化检查，如发现暗光视觉异常，有助于诊断
治疗	①调整饮食、祛除病因：使用动物性食物、含胡萝卜素较多的深色蔬菜，重视原发病的治疗 ②维生素 A 制剂治疗 ③眼局部治疗：抗生素眼药水或眼膏预防眼部继发感染

维生素 B₁ 缺乏症

浮肿胀泻食欲差，哭闹肢麻如套袜；

睑肿肢软张力低，心大音弱皮斑花；

B_1 负荷试验阳，ST 改变心电阳；

补充 B_1 母婴宜，豆蛋谷物要添加。

维生素 C 缺乏症

低热瘀斑肢肿痛，下肢蛙状龈肿红；

维 C 特效助诊治，新鲜蔬菜要补充。

表 5-12　维生素 B_1 和维生素 C 缺乏症

维生素	主要功能	缺乏症
维生素 B_1	① α- 酮酸氧化脱羧酶的辅酶 ②抑制胆碱酯酶活性 ③参与转酮基反应 ④缺乏的病理生理（图 5-1）	脚气病、末梢神经炎
维生素 C	①羧化酶的辅酶 ②抗氧化作用 ③增强机体免疫功能	坏血病

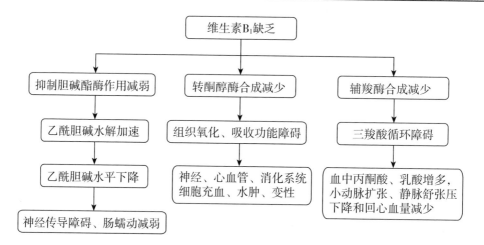

图 5-1　维生素 B_1 缺乏所引起的病理生理改变

营养性维生素 D 缺乏症

营养性维生素 D 缺乏性佝偻病

佝偻性手足搐搦症

神清无热痉面肌，鸡爪样抽好几次；

弗斯陶瑟腓反射，三症可阳血钙低；

镇静解痉补充钙，数日之后加维 D。

表 5-13 佝偻病的概况

佝偻病	基本要点
病因	常见的病因： ①围生期维生素 D 贮存不足 ②日照不足 ③生长速度快，需要增加 ④食物中补充维生素 D 不足 ⑤疾病影响维生素 D 的吸收、代谢及作用
发病机制	见图 5-2
临床表现	见表 5-14
实验室检查	见表 5-15
诊断	依据维生素 D 缺乏的病因、临床表现、血生化及骨骼 X 线检查。注意早期的神经兴奋性增高的症状无特异性，仅依据临床表现的诊断准确率较低；骨骼的改变可靠；血清 25-(OH) D_3 水平为最可靠的诊断标准。血生化与骨骼 X 线检查为诊断的可靠指标
鉴别诊断	①与佝偻病体征的鉴别：黏多糖病、软骨营养不良、脑积水 ②与佝偻病体征相同但病因不同的鉴别：低血磷抗维生素 D 佝偻病、远端肾小管性酸中毒、维生素 D 依赖性佝偻病、肾性佝偻病、肝性佝偻病
治疗	①补充维生素 D：应以口服为主，每日 50～125μg（2000～5000U），持续 4～6 周，之后小于 1 岁婴儿改为 400U/d，大于 1 岁小儿改为 600U/d，同时给予多种维生素 ②补充钙剂：只要足够牛奶（每天 500ml），一般可不加服钙剂，但乳类摄入不足和营养欠佳时可适当补充微量营养素和钙剂 ③其他辅助治疗：加强营养，保证足够奶量，及时添加转乳期食品，坚持每日户外活动
预防	预防的关键在日光浴与适量维生素 D 的补充 ①早产儿、低出生体重儿、双胎儿出生后 2 周开始补充维生素 D 800U/d，3 个月后改预防量。足月儿出生后 2 周开始补充维生素 D 400U/d，至 2 岁 ②坚持每日户外活动 ③补充钙剂：一般可不加服钙剂，但乳类摄入不足和营养欠佳时可适当补充微量营养素和钙剂

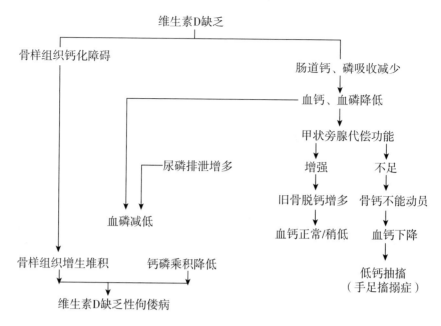

图 5-2　维生素 D 缺乏性佝偻病的发病机制

表 5-14　营养性维生素 D 缺乏性佝偻病的临床分期及特点

项目	初期	活动期	恢复期	后遗症期
发病年龄	3 个月左右	> 3 个月		多 > 2 岁
症状	非特异性神经精神症状	骨骼改变和运动功能发育迟缓；神经症状更显著	症状减轻或接近消失	症状消失
体征	枕秃	生长发育最快部位骨骼改变，肌肉松弛，肌张力↓	骨骼改变或无	骨骼改变或无
血钙	正常或降低	稍降低	数天内恢复正常	正常
血磷	降低	明显降低	降低或正常	正常
碱性磷酸酶（AKP）	升高或正常	明显升高	1 ~ 2 个月后逐渐正常	正常
25-(OH)D$_3$	下降	< 8ng/ml，可诊断	数天内恢复正常	正常
骨 X 线片	多正常	骨骺端钙化带消失，呈杯口状、毛刷状改变，骨骺软骨带增宽（> 2mm），骨质疏松，骨皮质变薄	长骨干骺端临时钙化带重现、增宽、密度增加，骨骺软骨盘 < 2mm	干骺端病变消失

表 5-15 各型佝偻病（活动期）的实验室检查

疾病	血清							其他
	钙	磷	碱性磷酸酶	25-(OH)D₃	1,25-(OH)₂D₃	甲状旁腺素	氨基酸尿	
维生素D缺乏性佝偻病	正常（↓）	↓	↑	↓	↓	↑	（-）	尿磷↑
家族性低磷血症	正常	↓	↑	正常（↑）	正常（↓）	正常	（-）	尿磷↑
远端肾小管酸中毒	正常（↓）	↓	↑	正常（↑）	正常（↓）	正常（↑）	（-）	碱性尿、高血氯、低血钾
维生素D依赖性佝偻病								
Ⅰ型	↓	↓	↑	↑	↓	↑	（+）	
Ⅱ型	↓	↓	正常		↑	↑	（+）	
肾性佝偻病	↓	↑	正常	正常	↓	↑	（-）	等渗尿、氮质血症酸中毒

📖 锌缺乏症

厌食异食生长迟，脱发皮粗免疫低；

性腺不良血锌低，1～3 天补锌剂。

表 5-16 锌缺乏的概况

锌缺乏	基本要点
病因	锌的摄入不足、吸收障碍、需要量增加和丢失过多等
发病机制	见图 5-3
临床表现	消化功能减退、生长发育落后、免疫功能降低、智能发育延迟，以及地图舌、反复口腔溃疡、创伤愈合迟缓、视敏度降低等。血清锌 < 11.47μmol/L
治疗原则	治疗原发病，鼓励多进食富含锌的动物性食物和补充锌制剂

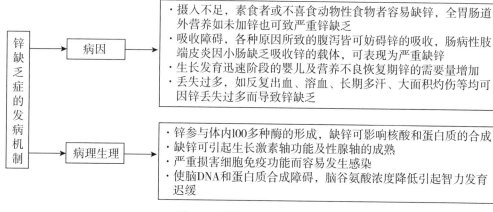

图 5-3　锌缺乏症的发病机制

 碘缺乏

长期缺碘患"甲减"，临床症状渐明显。

治疗要用甲腺素，预防要吃加碘盐。

注："甲减"——甲状腺功能减退症。

表 5-17　碘缺乏的概况

碘缺乏	基本要点
病因	食物和饮水中缺碘是其根本原因。碘的主要功能是合成甲状腺激素，缺碘使甲状腺激素合成障碍，从而影响生长发育
临床表现	甲状腺功能低下和地方性甲状腺肿，常伴有体格生长落后。血清总 T_3、T_4 或游离 T_3、T_4 明显降低，而 TSH 增高。尿碘浓度低于 $100\mu g/L$ 意味着碘摄入量不足，$50\sim99\mu g/L$ 为轻度缺碘，$20\sim49\mu g/L$ 为中度缺碘，$<20\mu g/L$ 为重度缺碘
治疗原则	碘剂和甲状腺素制剂

第六章　青春期健康与疾病

一、青春期发育

睾丸卵巢泌激素，生殖器官发育全；

第二性征分男女，两者差别更明显。

表 6-1　男女特征的特点

性别	促性成熟主要器官	主要作用物质	主要性征发育
女	卵巢	雌激素（雌二醇）	声调变高，乳房丰满隆起，阴毛、腋毛出现，骨盆宽大，月经来潮
男	睾丸	雄激素（睾酮）	毛发（阴毛、腋毛、胡须）生长，变声，出现喉结，遗精

表 6-2　青春期发育

青春期发育	说明
激素的变化	生长激素、促肾上腺皮质激素、促甲状腺激素、促性腺素等的分泌都达到新的水平。这些激素水平的高低主要是受下丘脑 - 垂体系统的调节，并直接与青春期的改变有关，同时能导致一些青春期的生理或病理变化
女性第二性征变化	下丘脑 - 垂体 - 性器官的发育渐趋成熟，雌激素水平增高，雌激素主要来自卵巢，以雌二醇的生物活性最强。雌激素促进女性内外生殖器及乳房的发育，促进月经初潮来临；也有促进体格生长、促进骨骺愈合的作用。第一性征发育、卵巢增大、子宫增大、输卵管变粗、阴道长度及宽度增加等，第二性征包括声调变高、乳房丰满而隆起、腋毛阴毛出现、骨盆更宽大、皮下脂肪增多等
男性第二性征变化	随着生殖器官发育，出现第二性征如毛发生长、变声及出现喉结等。阴毛最先出现，其次是腋毛，然后长出胡须。喉结的突出是男性特有的第二性征。直接促使男性性成熟的主要器官是睾丸。睾丸可分泌雌、雄激素，其中以睾酮作用最强。睾酮促进蛋白质合成，使骨骼肌肉发育、肌肉力量增加。外生殖器在睾酮的作用下迅速发育，并产生遗精。男性首次遗精年龄平均为 14 ~ 16 岁，比女性月经初潮平均年龄晚约 2 年。初期的精液里可能没有成熟的精子。首次遗精发生后体格发育渐趋缓慢，而睾丸、附睾及阴茎迅速发育，达到成人水平

二、青春期综合征

青春期的综合征，临床表现有多种；

健康教育紧跟上，心理干预可施行。

表 6-3　青春期综合征的临床表现及治疗

青春期综合征		基本要点
临床表现	脑功能失调	①头痛，思维迟钝，记忆力下降，上课注意力不集中，精神萎靡 ②白天疲惫、困乏，夜间大脑兴奋，醒后仍思睡
	心理功能失调	①对自己体貌、衣着过分重视，对异性敏感 ②情绪波动大，敏感多疑，忧虑 ③对任何事情缺乏兴趣，厌学，逃学
	性心理、生理功能失调	①难以克制的过度手淫 ②外生殖器炎症
治疗	健康教育	①正确认识和接纳自己，增强社会适应能力 ②培养正确的思维方法，努力控制自己消极情绪 ③纠正不良学习方式，积极参加体育活动 ④了解生理卫生知识，正确处理性方面问题
	心理干预	

三、青春期焦虑症与抑郁症

男女进入青春期，出现焦虑或抑郁；

药物治疗作辅助，心理治疗要抓紧。

表 6-4　青春期焦虑症的概况

青春期焦虑症	基本要点
概念	是青春期发生以持续/频繁紧张不安情绪为主要症状的一组综合征
发病因素	①心理因素：性格自卑胆小；自信心不足，对性发育困惑 ②社会因素：家长常呵斥、惩罚；学习压力大
临床表现	①精神性焦虑：恐惧、紧张、心悸、情绪不稳、头痛、失眠、羞涩、孤独、自卑 ②躯体性焦虑：表情紧张、肌肉紧绷、神经过敏，坐立不安 ③自主神经功能失调：面色苍白、出汗、过度换气、晕眩、手足冰冷或发热、大小便过频
治疗	①心理治疗：领悟解除压抑；认知行为疗法；音乐疗法；放松疗法 ②社会支持：尽可能解除或减轻心理负担和压力，帮助解决生活和学习中的实际困难和问题 ③药物治疗

表 6-5　青春期抑郁症的概况

青春期抑郁症	基本要点
原因	青春期情绪变化大、不稳定、过于强烈或低落，导致神经系统功能失调
表现	自暴自弃、多动、冷漠等
措施	重在预防，必要时药物治疗

四、饮食障碍

男女进入青春期，出现厌食或贪食；

心理治疗很重要，药物治疗抗抑郁。

表 6-6　饮食障碍的概况

饮食障碍	神经性厌食	神经性贪食
原因	不良心理社会因素引起	不良心理社会因素引起
表现	早期主动节食、厌食，缺乏食欲、消瘦、内分泌紊乱，随后发展为拒食	反复发作或不可抗拒的拒食欲望及暴食
措施	心理治疗为主，结合行为调节、营养康复，可予以抗抑郁药治疗	心理治疗结合抗抑郁药

第七章　新生儿与新生儿疾病

一、新生儿与新生儿疾病的有关概念

新生婴儿与疾病，名词概念有多种。

表7-1　新生儿与新生儿疾病的相关概念

名词	定义或概念
新生儿	新生儿是指从脐带结扎到生后28天内的婴儿
新生儿学	新生儿学是研究新生儿生理、病理、疾病防治及保健等方面的学科
围生期	围生期是指自妊娠28周（此时胎儿体重约1000g）至出生后7天
胎龄	胎龄是指从最后1次正常月经第1天起至分娩时为止，通常以周表示
足月儿	足月儿是指37周≤胎龄＜42周的新生儿
早产儿	早产儿是指胎龄＜37周的新生儿
过期产儿	过期产儿是指胎龄≥42周的新生儿
出生体重	出生体重是指出生1小时之内的体重
正常出生体重儿	正常出生体重儿是指2500g≤出生体重≤4000g的新生儿
低出生体重（LBW）	低出生体重儿是指出生体重＜2500g的新生儿
极低出生体重	出生体重低于1500g的新生儿

二、正常足月儿和早产儿的特点与护理

正常足月儿和早产儿外观特点

正常新生儿特点

（1）

37～42胎龄周，体重约2500克；

身长厘米约47，皮红毛少乳头突。

（2）

足纹深多肌张好，40～50次呼吸；

百二百四为心率，墨绿胎粪易溢乳。

（3）

两天之内可排尿，反射吸吮和握物；

拥抱踏步交伸腿，巴宾克氏征可出。

正常新生儿皮肤

生理黄疸与胎脂，蓝灰色斑臀骶部。

早产儿特点

（1）

胎龄不满 37 周，体重低于 2500；

身长不过 47，肌张力低哭声低；

足底纹少胎毛多，呼吸暂停不成熟。

（2）

各种反射不敏感，吞咽减弱易呕吐；

黄疸较深体温低，心率超过 150。

表 7-2 足月儿与早产儿的外观特点

项目	足月儿	早产儿
皮肤	红润、皮下脂肪丰满和毳毛少	绛红、水肿和毳毛多
头	头大（占全身比例的 1/4）	头更大（占全身比例的 1/3）
头发	分条清楚	细而乱
耳壳	软骨发育好、耳舟成形、直挺	软、缺乏软骨、耳舟不清楚
乳腺	结节＞4mm，平均 7mm	无结节或结节＞4mm
外生殖器		
男婴	睾丸已降至阴囊	睾丸未降或未全降
女婴	大阴唇遮盖小阴唇	大阴唇不能遮盖小阴唇
指（趾）甲	达到或超过指（趾）端	未达指（趾）端
跖纹	足纹遍及整个足底	少

表 7-3 足月儿与早产儿的生理特点

项目	早产儿	足月儿
呼吸系统	易发生呼吸暂停，肺泡表面活性物质少，易发生肺透明膜病，慢性肺疾病	剖宫产儿易有湿肺，肺泡表面活性物质充足，呼吸安静时在 40 次/分左右
循环系统	心率较快，血压较低	心率醒时在 90～160 次/分，血压平均为 70/50mmHg
消化系统	更易溢奶；胆酸分泌少；易发生坏死性结肠炎（NEC）；易发生胎粪排出延迟	易溢奶；胰淀粉酶不足；胎粪在出生后 24 小时内排出，2～3 天排完
泌尿系统	排尿次数多，易发生低钠血症；易发生晚期代谢性酸中毒；易发生糖尿	肾小球滤过率低，浓缩功能差，易发生水肿、脱水

续表

项目	早产儿	足月儿
血尿系统	周围血中有核红细胞较多；生理性贫血出现早	血红蛋白 140 ～ 200g/L；白细胞数出生后第 1 天为（15 ～ 20）$\times 10^9$/L，3 天后明显下降，5 天后接近婴儿值；分类中以中性粒细胞为主，4 ～ 6 天中性粒细胞与淋巴细胞相近，以后淋巴细胞占优势
神经系统	成熟度与胎龄有关，胎龄越小，原始反射越难引出或反射不完全	具备多种暂时性原始的反射
体温	体温调节中枢功能更不完善，棕色脂肪少，产热能力差，寒冷时更易发生低体温	体温调节中枢功能尚不完善，皮下脂肪薄，体表面积相对较大，皮肤表皮角化层差，易散热
免疫系统	非特异性和特异免疫功能更不成熟；胎龄越小，IgG 含量越低	非特异性和特异性免疫功能均不成熟

新生儿常见的特殊生理状态

乳腺肿大假月经，多形红斑粟粒疹；
生理黄疸和马牙，状态特殊属生理。

表 7-4　新生儿常见的几种特殊生理状态

几种特殊生理状态	具体表现及原因
生理性黄疸	见新生儿黄疸一节
马牙	口腔上腭中线和齿龈上黄白色、米粒大小的小颗粒；上皮细胞堆积或黏液腺分泌物积留形成，数周后可自然消退
乳腺肿大	出生后 5 ～ 7 天乳腺肿大如蚕豆或核桃一般大小，2 ～ 3 周消退，是由于母体雌激素中断所致
假月经	女婴出生后 5 ～ 7 天阴道少许血性分泌物或非脓性分泌物，系来自母体的雌激素中断所致
新生儿红斑	出生后 1 ～ 2 天头部、躯干及四肢大小不等的多形性斑丘疹，1 ～ 2 天后自然消失
粟粒疹	鼻尖、鼻翼、颜面部，皮脂腺堆积形成，呈小米粒大小，黄白色皮疹，脱皮后自然消失

足月儿及早产儿的护理

注意保暖和喂养，呼吸管理防感染；
皮肤黏膜勤护理，接种筛查紧跟上。

表 7-5　足月儿与早产儿的护理

项目	护理内容	
	足月儿	早产儿
保暖	维持中性温度，室温 24 ~ 25℃，湿度 50% ~ 60%	出生后置于温箱
喂养 　方式	提倡母乳，无母乳者给配方乳	无母乳者，早产儿给配方乳。不足所需热量者辅以静脉营养
方法	按需母乳，配方乳 3 ~ 4 小时 1 次，每日 6 ~ 8 次	哺乳、经口、管饲（吸吮力差、吞咽功能不协调者）
乳量	根据所需热量及耐受情况，渐增	胎龄越小，出生体重越低，每次哺乳量越少，间隔时间越短
标准	哺乳后安静、无腹胀，体重增长理想（每日 15 ~ 30g）	奶后呕吐、胃内残留，体重增长理想（每日 15 ~ 30g）
补充维生素	维生素 K_1、维生素 C、维生素 A、维生素 D 及维生素 E	维生素 K_1 连用 3 天
呼吸管理	保持呼吸道通畅，切忌早产儿常规给氧，早产儿吸氧应使用空氧混合仪控制氧浓度，以防吸氧时间过长或吸入高浓度氧导致早产儿视网膜病（ROP）和支气管肺发育不良（BPD）。呼吸暂停者可经拍打足底等刺激恢复呼吸，可同时给予枸橼酸咖啡因和氨茶碱静脉注入，枸橼酸咖啡因负荷量为 20mg/（kg·d）维持。继发性呼吸暂停应针对病因治疗	
预防感染	严格遵守消毒隔离制度及手卫生制度	
皮肤黏膜护理	①勤洗澡，勤换尿布 ②保持脐带残端干燥和清洁 ③口腔黏膜不宜擦洗 ④衣服宜质软，宽大，不用钮扣	
预防接种	①卡介苗 ②乙肝疫苗	
新生儿筛查		

三、新生儿窒息

窒息缺氧新生儿，病情危急症状重；

国际公认有方案，立即复苏莫延误。

表 7-6 新生儿窒息的概况

新生儿窒息	基本要点
临床表现	
胎儿宫内窒息	早期有胎动增加，胎心率 ≥ 160 次/分；晚期则胎动减少，甚至消失，胎心率 < 100 次/分；羊水胎粪污染
新生儿窒息诊断和分度	Apgar 评分：见表 7-7，8 ~ 10 分为正常，4 ~ 7 分为轻度窒息，0 ~ 3 分重度窒息；分别于出生后 1 分钟、5 分钟和 10 分钟进行，如婴儿需复苏，15 分钟、20 分钟仍需评分。1 分钟评分仅是窒息诊断和分度的依据，5 分钟及 10 分钟评分有助于判断复苏效果及预后
并发症	缺氧缺血可造成多器官受损，其中脑细胞最敏感
辅助检查	取头皮血行血气分析，以评估宫内缺氧程度；出生后应检测动脉血气、血糖、电解质、血尿素氮和肌酐等生化指标
治疗原则	
复苏方案	采用国际公认的 ABCDE 复苏方案（图 7-1）
复苏步骤和程序	（1）最初评估 （2）初步复苏：①保暖；②摆好体位；③清理呼吸道；④擦干；⑤刺激 （3）正压通气：如新生儿仍呼吸暂停或喘息样呼吸，心率 < 100 次/分，应立即正压通气。无论足月儿或早产儿，正压通气均要在氧饱和度仪监测指导下进行。正压通气需要 20 ~ 25cmH$_2$O，少数病情严重者需 30 ~ 40cmH$_2$O，通气频率为 40 ~ 60 次/分（胸外按压为 30 次/分）。有效的正压通气应显示心率迅速增快，以心率、胸廓起伏、呼吸间及氧饱和度作为评估指标。经 30 秒充分正压通气后，如有自主呼吸，且心率 > 100 次/分，可逐步减少并停止正压通气。如自主呼吸不充分，或心率 < 100 次/分，需继续用气囊面罩或气管插管正压通气 （4）胸外心脏按压：如充分正压通气 30 秒后，心率 < 60 次/分，需继续用气囊面罩或气管插管正压通气 （5）药物治疗：根据需要可使用肾上腺素、扩容药、碳酸氢钠等
复苏后监护与转运	复苏后仍需监测体温、呼吸、心率、尿量、氧饱和度及窒息引起的多器官损伤。如并发症严重，需转运到 NICU 治疗，转运中需注意保温、监护生命指标和予以必要的治疗
预防	①加强围生期保健，及时处理高危妊娠 ②加强胎儿监护，避免胎儿宫内缺氧 ③推广 ABCDE 复苏技术，培训产科、儿科、麻醉科医护人员 ④各级医院产房内需配备复苏设备 ⑤每个产妇分娩都应有掌握复苏技术的人员在场

表 7-7　新生儿 Apgar 评分标准

体征	评分标准		
	0	1	2
肤色	青紫或苍白	身体发红、四肢青紫	全身发红
脉搏（次／分）	无	< 100	> 100
对刺激反应	无反应	有些动作，如皱眉	哭，喷嚏
肌张力	松弛	四肢略屈曲	四肢活动
呼吸	无	慢，不规则	正常

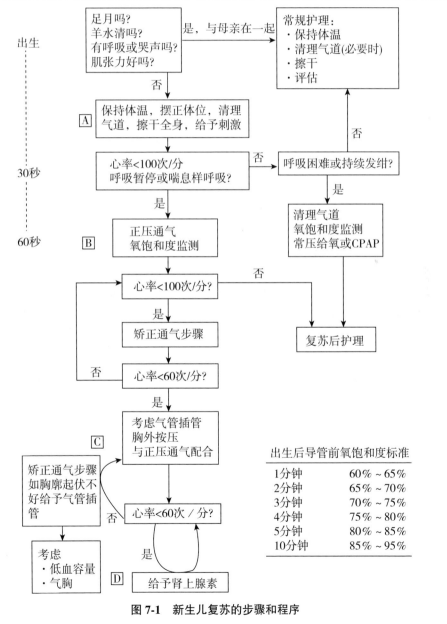

图 7-1　新生儿复苏的步骤和程序

四、新生儿缺氧缺血性脑病

🖋 新生儿缺氧缺血性脑病的诊断

分娩过程曾窒息，生后窒息很严重，

出现惊厥或昏迷，辅助检查可助诊。

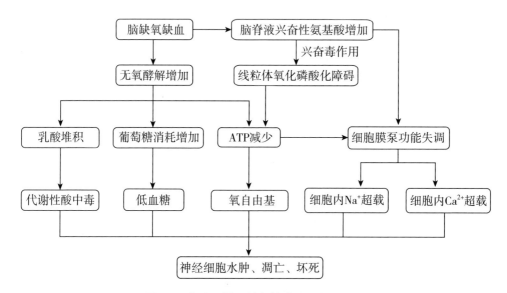

图7-2　新生儿缺血缺氧性脑病的发病机制

表7-8　新生儿缺氧缺血性脑病的诊断标准

诊断依据	临床要点
异常产科病史官内窘迫表现	胎心＜100次/分，持续5分钟以上，和（或）羊水呈Ⅲ度污染，或在分娩过程中有明显窒息史
出生重度窒息	Apgar评分1分钟≤3分，并延续至5分钟时仍≤5分，和（或）出生时脐动脉血气分析pH≤7.0
神经系统症状	出生后不久（12小时内）出现兴奋、嗜睡、昏迷、惊厥等症状，并持续至24小时以上
排除疾病	电解质紊乱、颅内出血、产伤；官内感染、遗传代谢性疾病和其他先天性疾病

确诊：具备全部4条者；拟诊：第4条暂不能确定者

表 7-9 新生儿缺氧缺血性脑病的辅助检查

检查项目	临床意义
血清磷酸肌酸激酶脑型同工酶（CPK-BB）	正常值 < 10U/L，脑组织受损时增高
神经元特异性烯醇化酶（NES）	正常值 < 6μg/L，神经元受损时此酶活性增高
颅脑超声	对基底节、脑室及其周围出血敏感性高
头颅 CT	可了解颅内出血范围和类型，对新生儿缺氧缺血性脑病（HIE）的诊断仅作参考
磁共振成像（MRI）	对灰质、白质分辨力清晰，对脑损伤判断有较高敏感性
脑电图	有助于惊厥诊断，反映脑损害严重程度，判断预后
氢质子磁共振波谱（HMRS）	检测脑内代谢产物的变化，有助于早产儿和足月儿脑损伤的早期诊断

新生儿缺氧缺血性脑病的治疗

支持治疗保护脑，如有惊厥要止惊；

脱水治疗脑水肿，止血可用维 K 等；

脑 C[1] 代谢要改善，患儿置身要低温；

康复训练促恢复，还能减少后遗症。

注：[1] C 是 cell（细胞）的英文缩写。

表 7-10 新生儿缺氧缺血性脑病的治疗

治疗方案	具体措施
支持治疗	①维持良好的通气功能 ②保证充分的脑和全身血流灌注 ③供给足够的葡萄糖以满足脑组织能量代谢需要
控制惊厥	首选苯巴比妥，如惊厥频繁发作可加用地西泮或水合氯醛
治疗脑水肿	控制输液量。颅内高压时选用利尿药呋塞米，颅内压仍高改用 20% 甘露醇，力争在 48 ~ 72 小时内使颅内压明显下降
止血	维生素 K_1 每日 5mg，酚磺乙胺（止血敏）每日 0.125g
脑细胞代谢激活药	出生后 4 ~ 10 天用细胞色素 C、三磷酰苷、辅酶 A 等，也可用胞二磷胆碱或脑活素等改善脑组织代谢
亚低温治疗新生儿	应于发病 6 小时内治疗，持续 48 ~ 72 小时。病情稳定后尽早行智能和体能的康复训练，有利于促进脑功能恢复，减少后遗症

五、新生儿颅内出血

📖 新生儿颅内出血诊断

烦躁拒乳哭声低，抽搐呕吐颈强直；
呼吸不齐前囟隆，确诊要做颅CT。

表 7-11　颅内出血的常见症状和体征

常见症状和体征	具体表现
神志改变	激惹、嗜睡、昏迷
呼吸改变	增快或减慢、呼吸不规则或暂停
颅内压增高	前囟隆起、脑性尖叫、惊厥
眼征	凝视、斜视、眼球震颤
瞳孔	不对称、对光反应迟钝或消失
肌张力	高、减弱或消失
其他	不明原因苍白、黄疸、贫血

表 7-12　颅内出血常见分型的病因及其表现

常见分型	病因	表现
脑室周围-脑室内出血	早产多见，与胚胎生发基质层有关	分4级： ① I 级，室管膜下出血 ② II 级，脑室内出血，无脑室扩大 ③ III 级，脑室内出血伴脑室扩大 ④ IV 级，脑室内出血伴脑实质出血
蛛网膜下隙出血	缺氧、酸中毒、产伤	轻者可无临床症状，预后好，极重者短期内死亡 后遗症：交通性、阻塞性脑积水
硬脑膜下出血	多见足月儿、巨大儿产伤、臀位、产钳助产	出血量少：无症状；量多：惊厥、偏瘫、斜视；天幕、大脑镰撕裂；大脑表浅静脉破裂：死亡 后遗症：慢性硬膜下积液
小脑出血	多见于极低出生体重或有产伤史的足月儿	重者出现脑干症状，短期内死亡
脑实质出血	小静脉栓塞、毛细血管压力增高、破裂所致	出血部位、量不同，临床表现及预后因人而异 后遗症：脑瘫、癫痫和智力低下

注：新生儿颅内出血的诊断：经头颅B超和CT、MRI检查确诊

新生儿颅内出血的治疗

吸氧安定洛贝林，脱水维 K 和地米；

缓慢输液加能量，硬膜血肿行穿刺；

特护吸痰保体温，头肩高位忌搬移。

表 7-13　新生儿颅内出血的治疗

治疗原则	说明
支持疗法	保持患儿安静、尽可能避免搬动、刺激性操作，维持正常的 PaO_2、$PaCO_2$
出血	可选择使用维生素 K_1、酚磺乙胺、巴曲酶等
控制惊厥	首选苯巴比妥，顽固性抽搐者加用地西泮，或加用 10% 水合氯醛灌肠
降低颅内压	如有颅内压力增高症状可用呋塞米、小剂量甘露醇
脑积水	可使用乙酰唑胺；对Ⅲ级以上的脑室周围 - 腔室内出血（PVH-IVH）并确诊有梗阻性脑积水、侧脑室进行性增大者，可于病情稳定后（出生后 2 周左右）连续做腰椎穿刺，防止粘连和脑积水。梗阻性脑积水可行脑室 - 腹腔分流术

六、胎粪吸入综合征

 胎粪吸入综合征的诊断

羊水混杂有胎粪，胎粪污染患儿身，

呼吸困难及发绀，口鼻吸引出胎粪，

可致肺动脉高压（PPHN），可有多种并发症。

表 7-14　胎粪吸入综合征的诊断

胎粪吸入综合征（MAS）	基本要点
临床表现	
吸入混合胎粪的羊水	羊水中混有胎粪是诊断 MAS 的先决条件，包括： ①羊水混有胎粪 ②皮肤、脐窝和指（趾）甲床留有胎粪痕迹 ③口鼻腔吸引物中含有胎粪 ④气管内吸引物中可见胎粪（可确诊）
呼吸系统表现	轻者可无症状或症状较轻；重者一般常于出生后数小时出现呼吸急促（> 60 次 / 分）、发绀、鼻翼扇动和吸气性三凹征等呼吸窘迫表现，少数患儿也可出现呼气性呻吟。胸廓前后径增加，早期两肺有鼾音或粗湿啰音，以后出现中、细湿啰音。如呼吸窘迫突然加重并伴有呼吸音明显减弱，应怀疑发生气胸

续表

胎粪吸入综合征（MAS）	基本要点
PPHN 表现	重症患儿常伴有PPHN。主要表现为严重发绀，其特点为：吸氧浓度大于60%，发绀仍不缓解；哭闹、哺乳或躁动时发绀加重；发绀程度与肺部体征不平行（发绀重，肺部体征轻）。胸骨左缘第2肋间可闻及收缩期杂音。严重者可出现休克和心力衰竭 重症患儿还可并发HIE、红细胞增多症、低血糖、低钙血症、多器官功能障碍及肺出血等
辅助检查	①实验室检查：血常规、血糖、血钙和相应血生化检查；气管吸引物培养及血培养，血气分析等 ②X线检查：两肺透亮度增强伴有节段性或小叶肺不张，也可仅有弥漫性浸润影或并发纵隔气肿、气胸等 ③彩色Doppler超声检查：有助于PPHN诊断

胎粪吸入综合征的治疗

机械通气和氧疗，气管插管吸胎粪；

纠正代谢酸中毒，进入液量要控制；

抗生素用控感染，积极治疗合并症。

表7-15　胎粪吸入综合征的治疗

治疗方案	治疗措施
清理呼吸道：排出吸入的胎粪	分娩时发现羊水被胎粪污染，应在胎儿娩出尚未建立自主呼吸前，尽可能将气道内的羊水、胎粪吸净，可行气管插管直接吸引
呼吸支持	①轻症患儿（$PaO_2 < 60mmHg$ 或 $TCSO_2 90\%$）给予普通吸氧（鼻导管或头罩）目标：维持$PaO_2 60 \sim 80mmHg$ 或 $TCSO_2 90\% \sim 95\%$ ②呻吟青紫明显，$FiO_2 > 0.4$，可予以CPAP呼吸支持 ③重者常者需机械通气治疗。方式IPPV+PEEP
营养支持	呼吸频率 > 60次/分，不要经口喂养；呼吸频率 60 ～ 80次/分，可管饲；更严重的呼吸困难，禁食，静脉输液治疗
纠正代谢性酸中毒	保证气道通畅的前提下，应用碳酸氢钠纠正代谢性酸中毒
防治感染	有继发细菌感染时，根据气管内分泌物、血培养结果应用敏感抗生素
液量控制	为防止脑水肿、肺水肿或心力衰竭，应适当限制入量
合并症治疗	①气漏：并发气胸而又需要正压通气时应先做胸腔闭式引流 ②持续性肺动脉高压见表7-16 ③急性呼吸窘迫综合征：常规机械通气不能维持通气和换气功能，可改为HFV

注：1mmHg=0.133kPa；CPAP. 持续气道正压通气；IPPV. 间歇正压通气；PEEP. 呼气末正压通气；HFV. 高频通气

表 7-16　持续性肺动脉高压治疗

治疗方案	具体措施
机械通气	高氧、轻度高通气。目标：血气 pH 7.45 ～ 7.55，PaCO₂25 ～ 35mmHg，PaO₂80 ～ 100mmHg 参数设定：FiO₂ 100%，呼吸频率 60 ～ 80 次 / 分，PIP 20 ～ 30cmH₂O，PEEP 2 ～ 4cmH₂O，流量每分钟 20 ～ 30L。吸：呼为 1：1
血管扩张药（降低肺动脉压）	①硫酸镁：负荷量 200mg/kg，用葡萄糖稀释为 10% 浓度静脉滴注（30 分钟），给维持量每小时 20 ～ 50mg/kg。注意事项：监测血镁浓度在 3.5 ～ 5.5mmol/L。可连续应用 1 ～ 3 天 ②前列腺素 E₁：起始剂量为每分钟 0.025 ～ 0.1µg/kg，持续静脉滴注，根据氧合效应 / 不良反应调整维持量，最终至 0.01µg/kg 注意不良反应，尤其用量较大时，注意监测并准备气管插管和复苏设备。维持用药 3 ～ 4 天 ③前列环素：开始剂量每分钟 0.02µg/kg，在 4 ～ 12 小时内渐增加到每分钟 0.06µg/kg，维持 3 ～ 4 天 ④一氧化氮（NO）吸入治疗：开始剂量 15 ～ 20ppm，3 ～ 4 小时后 5 ～ 6ppm，一般持续 24 小时或更长时间。注意事项：监测血高铁血红蛋白浓度 < 7%
维持血压	①目标：应使患儿收缩压维持在 60mmHg 以上 ②方法：扩容，可给予生理盐水或白蛋白等补充血容量；血管活性药物，给予多巴胺和多巴酚丁胺每分钟 5 ～ 10µ/kg，静脉输注
镇静	①咪达唑仑（咪唑安定）：负荷量 50 ～ 150µg/kg 静脉注射 5 分钟，每 2 ～ 4 小时重复 1 次，维持量：每小时 10 ～ 60µg/kg ②吗啡：每小时 0.01 ～ 0.02mg/kg
其他	体外膜肺（ECMO），仅限于最危重的患儿；设施昂贵，人员要求高

注：1mmHg=0.133kPa；1cmH₂O=0.098kPa；CPAP. 吸入氧浓度；PIP. 气道峰压；PEEP. 呼气末正压通气

七、新生儿呼吸窘迫综合征

Ⅱ型细胞未成熟，肺表活性物质（PC）少；

呼吸困难鼻翼扇，皮肤青紫为发绀；

胸廓塌陷三凹征，低氧血症高碳酸；

气管插管注 PC，替代治疗可改善；

支持治疗抗感染，机械通气与吸氧。

表 7-17　新生儿呼吸窘迫综合征的高危因素

高危因素	致病原因
早产	小于 35 周的早产儿肺泡Ⅱ型细胞发育未成熟，PS 生成不足
糖尿病母亲婴儿	其胎儿胰岛细胞增生，而胰岛素具有拮抗肾上腺皮质激素的作用，延迟肺发育成熟
宫内窘迫和产时窒息	缺氧、酸中毒、肺灌流不足，低温妨碍或延缓表面活性物质的合成、释放和转运

表 7-18 新生儿呼吸窘迫综合征的临床诊断

诊断依据		临床要点
症状		出生后 6 ~ 12 小时内出现进行性呼吸困难加重，气促、呻吟、青紫
血气分析		早期出现低氧血症，PaO_2 下降。后期出现 $PaCO_2$ 增高
X线表现	Ⅰ 期	两肺内广泛细颗粒影
	Ⅱ 期	两肺野透光度减低，呈毛玻璃样，均匀分布网点影，出现支气管充气征
	Ⅲ 期	肺野透光度明显减低，颗粒影增大、模糊，支气管充气征更广泛，心脏和横膈边界模糊不清
	Ⅳ 期	肺野完全呈白色，心影及膈均看不清，支气管充气征更明显或消失

表 7-19 新生儿呼吸窘迫综合征的鉴别诊断

鉴别疾病	鉴别点
B 族溶血性链球菌感染	宫内或产时感染 B 族 β 溶血性链球菌，临床表现与肺透明膜病不易区别，根据妊娠期病史，如孕妇有羊膜早破史或妊娠后期的感染史需考虑本病的可能，及时做血培养、血常规及 CRP 有辅助诊断意义，诊断未明确前不除外感染性疾病，应予以相应抗感染治疗
湿肺	湿肺多见于足月儿及剖宫产儿，症状轻，病程短，不易和轻型肺透明膜病区别。但湿肺的 X 线表现不同
颅内出血	缺氧引起的颅内出血多见于早产儿，表现为呼吸抵制和不规则，伴有呼吸暂停。发生新生儿呼吸窘迫综合征也可因缺氧引起颅内出血。颅脑 B 超检查可以明确诊断
膈神经损伤	膈神经损伤（或膈运动功能不正常）及膈疝均可出现呼吸困难，但临床病史、体征和 X 线表现均不同

注：CRP. C 反应蛋白检测

表 7-20 新生儿呼吸窘迫综合征的并发症

并发症		鉴别点
急性期并发症	气漏	气胸、纵隔积气、心包积气、间质气肿 表现：病情加重，血压下降、呼吸暂停、氧饱和度下降、心率下降或持续性酸中毒
	感染	导管相关，呼吸及相关导致病原菌侵入 表现：病情反复、血糖不耐受、呼吸暂停、酸中毒、白细胞↑或↓、中性粒细胞↑、CRP↑
	颅内出血	严重可以合并颅内出血；颅脑 B 超监测
	PDA	表现：平均动脉血压↓、代谢性酸中毒、尿量减少、心脏杂音早期可以应用吲哚美辛治疗；药物不能关闭导管，可外科结扎 PDA
远期	BPD	氧依赖；肺内出现纤维化改变；肺功能异常

注：PDA. 动脉导管未闭；BPD. 支气管肺发育不良

表 7-21 新生儿呼吸窘迫综合征的治疗

治疗方法	具体措施
肺表面活性物质替代治疗	①预防用药：出生后 15 分钟内，剂量：100mm/kg 气管插管内注入 ②治疗用药：出生后 24 小时内，剂量：200mm/kg 气管插管内注入
氧疗	①目标：氧饱和度监测维持范围：88% ～ 95%（< 1250g 早产儿，85% ～ 92%） ②监测：血气分析，注意 $PaCO_2$ 及 pH
CPAP 呼吸支持	①适应证：RDS 患者出生后应尽快应用 CPAP ②方法：FiO_2 < 0.4，压力 4 ～ 6cmH$_2$O，最高 < 8cmH$_2$O，流量每分钟 5 ～ 10L，$PaCO_2$ < 55 ～ 60mm/Hg，氧合指标见上
机械通气	①指征：$PaCO_2$ > 55mm/Hg 或进行性迅速上升；FiO_2 > 0.5 时，PaO_2 < 50 mm/Hg 或 SaO_2 < 90% ②初始条件设定：SIMV 方式，PIP 20 ～ 25cmH$_2$O，PEEP 4 ～ 6cmH$_2$O，rr 25 ～ 30 次 / 分，Ti 0.3 ～ 0.4 秒，FiO_2 0.5 ～ 1.0 ③监测：氧饱和度、血气（机械通气参数调整后 30 分钟复查血气分析） ④撤离条件：体重 < 2kg 新生儿，病情好转，PIP < 18 cmH$_2$O，RR < 20 次 / 分，FiO_2 < 0.3
支持治疗	①液量和营养：出生后前 3 天，液体量每日 60 ～ 80ml/kg，早期予以静脉营养支持 ②循环支持：必要时用多巴胺每分钟 5μg/kg 维持血压及心排血量。血细胞比容 < 35% ～ 40%，输血治疗 ③感染：不能除外感染者，进行血培养及血常规、CRP 检查后，应用广谱抗生素 2 ～ 3 天

注：1cmH$_2$O=0.098kpa；1mmHg=0.133kpa；SIMV. 同步间歇指令通气

八、新生儿黄疸

新生儿黄疸的分类

生理性黄疸

三出五深两周去，黄轻食佳精神佳。

母乳性黄疸

3 天见黄数月消，一般情况都良好；

母乳停降喂又升，黄疸较深用光疗。

表 7-22 新生儿黄疸的分类

黄疸特点	生理性黄疸		病理性黄疸	
	足月儿	早产儿	足月儿	早产儿
出现时间	2～3 天	3～5 天	出生后 24 小时内	
高峰时间	4～5 天	5～7 天		
消退时间	5～7 天	7～9 天	黄疸退而复现	
持续时间	≤ 2 周	≤ 4 周	＞ 2 周	＞ 4 周
血清胆红素 [μmol/L（mg/dl）]	≤ 221（12.9）	≤ 257（15）	≥ 221（12.9）	≥ 257（15）
每日胆红素升高 [μmol/L（mg/dl）]	≤ 85（5）		≥ 85（5）	
血清结合胆红素 [μmol/L（mg/dl）]	≤ 34（2）		≥ 34（2）	
一般情况	良好		相应表现	
原因	新生儿胆红素代谢特点		见表 7-23	

病理性黄疸的诊断

溶血黄疸发生早，间接升高贫血貌；

胆道疾患黄深重，肝大便浅直接高；

感深中毒血有菌，直接间接两都超。

表 7-23 病理性黄疸的原因

病因		常见疾病
胆红素生成过多	红细胞增多症	母 - 胎或胎 - 胎间输血、脐带结扎延迟
	血管外溶血	较大的头颅血肿、颅内出血、其他部位出血
	同族免疫性溶血	新生儿母子血型不合溶血病（ABO 或 Rh 系统）
	红细胞先天缺陷致溶血	血红蛋白病、红细胞膜异常（遗传性球形红细胞增多症）、红细胞酶异常（G-6-PD 缺乏）
	感染	败血症
	肠肝循环增加	先天性消化道畸形、饥饿和喂养延迟等
肝摄取和（或）结合胆红素功能低下	缺氧	新生儿窒息
	先天性疾病	Crigler-Najjar 综合征、Gilber 综合征，Lucey-Driscoll 综合征
	药物	磺胺、水杨酸盐、维生素 K_3、吲哚美辛、毛花苷 C 等某些药物
	其他	先天性甲状腺功能低下、先天愚型

	病因	常见疾病
胆汁排泄障碍	感染	新生儿肝炎（乙肝病毒、CMV 等）
	先天性代谢缺陷病	α_1- 抗胰蛋白酶缺乏症、半乳糖血症、果糖不耐受症
	肝细胞分泌和排泄结合胆红素障碍	Dubin-Johnson 综合征（先天性非溶血性结合胆红素增高症）
	胆管阻塞	先天性胆道闭锁和先天性胆总管囊肿，胆汁黏稠综合征

表 7-24　胆红素脑病的分期及表现

分期	临床表现	持续时间
警告期	嗜睡、反应低下、吸吮无力、拥抱反射减弱，肌张力减低，偶有尖叫、呕吐	12～24 小时
痉挛期	轻者仅有双眼凝视，重者出现发热、呼吸暂停、肌张力增高，甚至角弓反张	12～48 小时
恢复期	吃奶及反应好转，抽搐次数减少，角弓反张逐渐消失，肌张力逐渐恢复	2 周
后遗症期	四联征：手足徐动，眼球运动障碍，听觉障碍，牙釉质发育不良。还可遗留脑瘫、智力落后	病后 2 个月或更晚，持续终身

病理性黄疸的治疗

激素血浆白蛋白，苯巴比妥与光疗；
光照赤体勤翻身，护肤保温不能少。

表 7-25　新生儿黄疸的治疗

治疗方法		具体措施
光照疗法		应根据不同胎龄、出生体重、日龄的胆红素值而定
药物治疗	白蛋白	联结游离胆红素
	碱化血液	利于未结合胆红素与白蛋白联结
	肝酶诱导剂	口服苯巴比妥
	静脉用免疫球蛋白	抑制吞噬细胞破坏致敏红细胞
换血疗法		见新生儿溶血病
其他治疗		防止出现低血糖、低体温、纠正缺氧、贫血、水肿和心力衰竭

九、新生儿溶血病

新生儿溶血病表现

出生当天黄加重，严重贫血全身肿；

甚至出现核黄疸，尖叫凝视反角弓。

表 7-26　新生儿学溶血病的临床表现

症状	病因	具体表现
胎儿水肿	严重 Rh 溶血病儿	全身水肿，呼吸困难，心率增快
黄疸	红细胞破坏增多	多于出生后 24 小时内出现，48 小时迅速加重
贫血	因溶血而贫血	ABO 溶血早期少有贫血，而 Rh 溶血者出生后 48 小时内常降至 120g/L 以下；大部分 Rh 溶血及少数 ABO 溶血者可在出生后 3～6 周出现晚期贫血（表 7-27）
肝脾大	由髓外造血增生所致	Rh 溶血较常见，在疾病早期和晚期均可出现贫血

表 7-27　Rh 溶血病与 ABO 溶血病的比较

临床特点		Rh 溶血病	ABO 溶血病
第一胎发病率		5%	40%～50%
临床表现	死胎和（或）水肿	较常见	罕见
	24 小时内出现黄疸	重度	轻至中度
	苍白	显著	轻
	肝脾大	显著	较轻
	严重贫血	常有	少有
	晚期贫血	可发生	很少发生
实验室检查	母亲血型	Rh 阴性多见	O 型多见
	婴儿血型	Rh 阳性	A 型或 B 型多见
	网织红细胞	明显升高	轻度升高
	直接 Coombs	++～+++	-/+
	间接 Coombs	++	+

新生儿溶血症的治疗

（1）产前治疗

提前分娩有指征，血浆置换反复行；

宫内输血可考虑，苯巴比妥诱酶生。

表 7-28　新生儿溶血症的产前治疗

治疗方案	具体措施
提前分娩	Rh 阴性孕妇既往有死胎、流产史，本次妊娠中 Rh 抗体效价由低升至 1：32 或 1：64 以上，测定羊水胆红素值增高，且羊水磷脂酰胆碱 / 鞘磷脂＞2（提示胎肺已成熟）者
血浆置换	对重症 Rh 溶血病孕妇产前监测血 Rh 抗体滴度不断增高者，可给予反复血浆置换治疗，以换出抗体减轻胎儿溶血
宫内输血	胎儿水肿，或胎儿血红蛋白＜80g/L 而肺尚未成熟者，可行宫内输血，直接将与孕妇血清不凝集的浓缩红细胞在 B 超监护下注入脐血管
苯巴比妥	孕妇在预产期前 1～2 周口服，每日 90mg，以诱导胎儿葡萄糖醛酸转移酶的产生

（2）新生儿溶血症的治疗

光照疗法有指征，换血疗法应施行；

苯巴比妥诱酶生，其他措施亦紧跟。

表 7-29　新生儿溶血症的治疗

新生儿治疗	基本要点
光照疗法	未结合胆红素在波长 425～475nm 的蓝光和波长 510～530nm 的绿光作用下，转变成水溶性异构体，经胆汁和尿液排出。但光疗时皮肤黄疸消退并不表明血清未结合胆红素正常。照射时间以不超过 4 天为宜 光疗指征： ①足月儿血清总胆红素＞205μmol/L（12mg/dl），早产儿、高危儿、极低和超低出生体重儿可放宽指征 ②新生儿不溶血病患儿，出生后血清总胆红素＞85μmol/L（5mg/dl） 光疗不良反应：发热、腹泻和皮疹；光疗时应补充核黄素；皮肤呈青铜色即青铜症，停止光疗自行消退
药物治疗	可用白蛋白、血浆、碳酸氢钠、肝酶诱导剂（常用苯巴比妥）和静脉用免疫球蛋白
换血疗法	见表 7-30
其他治疗	防止出现低血糖、低血钙、低体温，纠正缺氧、贫血、水肿、电解质紊乱和心力衰竭等

表 7-30 换血疗法

换血疗法	基本要点
作用	换出致敏红细胞、游离抗体和胆红素以防胆红素脑病，纠正贫血
指征	①产前已明确诊断，出生时即有贫血，伴有水肿、肝脾大和心力衰竭者 ②出生后 12 小时内胆红素上升每小时＞12μmol/L（0.7mg/dl），或已达到 342μmol/L（20mg/dl）者 ③早产儿或上一胎溶血严重者，尤其伴有缺氧、酸中酸、败血症等时，指征应放宽 ④已有胆红素脑病早期表现者
血源	Rh 不合溶血症，选用 Rh 系统同母亲、ABO 系统与新生儿相同的血液；ABO 不含溶血症则用 AB 型血浆和 O 型红细胞混合血，所用血液应与母亲无凝集反应
换血量	150～180ml/kg（婴儿全血量的 2 倍）
途径	脐静脉，外周动、静脉同步换血

十、新生儿感染性疾病

（一）新生儿败血症

> 皮肤黏膜瘀血点，发热黄疸血压低；
> 呼吸窘迫或暂停，呕吐腹胀肠麻痹；
> 全身多处感染灶，血液细菌培养出；
> 抗菌联合量要足，局部病灶应清除；
> 治疗严重并发症，支持疗法要积极。

表 7-31 新生儿败血病的分型

项目	早发型	晚发型
发病时间	出生 7 天内	出生 7 天后
感染发生	出生前或出生时，与围生期因素有关，母婴垂直传播	出生时或出生后，由水平传播引起
病原菌	大肠埃希菌等 G^- 杆菌为主	葡萄球菌、机会致病菌为主
感染灶	暴发性多器官受损，尤以呼吸系统症状明显	常有脐炎、肺炎或脑膜炎等局灶性感染
病死率	高	较早发型低

表 7-32 新生儿败血症的临床表现及并发症

临床表现		具体要点
一般表现		嗜睡、发热或体温不升、不吃、不哭、体重不增
各系统表现	黄疸	黄疸迅速加重、消退延迟或退而复现
	血液	皮肤黏膜出血点、瘀斑，针眼处渗血不止，消化道及肺出血等，严重时出现 DIC
	循环	面色苍灰、皮肤呈大理石样花斑，血压下降、尿少或无尿；硬肿，预后不良
	呼吸系统	呼吸窘迫，早产儿多见呼吸暂停
	消化系统	呕吐、腹胀、中毒性肠麻痹
并发症		肺炎、脑膜炎、坏死性小肠结肠炎、化脓性关节炎、骨髓炎等

表 7-33 新生儿败血症的辅助检查

检查项目		具体要点
外周血象		白细胞 $< 5 \times 10^9/L$，或 $> 20 \times 10^9/L$，杆状核 ≥ 0.20，中毒颗粒或空泡，血小板计数 $< 100 \times 10^9/L$
病原学检查	细菌培养	血培养、脑脊液、尿培养，其他：胃液、外耳道分泌物、咽拭子、脐分泌物、皮肤拭子、肺泡灌洗液
	抗原检测	对流免疫电泳、酶联免疫吸附试验、乳胶颗粒凝集基因诊断：鉴别生物型、血清型
急相蛋白		C 反应蛋白
鲎试验		检测内毒素阳性，G^- 细菌感染

表 7-34 新生儿败血症的治疗

治疗方案	具体措施
抗生素	治疗原则：早用药、静脉、联合给药；疗程 10～14 天，有并发症延至 3 周；12～24 小时给药 1 次，1 周后 8～12 小时给药 1 次；注意毒副反应，常用药物见表 7-35
局部治疗	清除感染灶
严重并发症	休克时输新鲜血浆或全血、多巴胺或多巴酚丁胺、纠正酸中毒和低氧血症、减轻脑水肿
支持疗法	保暖、供给足够热量和体液，维持血糖和电解质正常
免疫疗法	免疫球蛋白、重症交换输血，输注粒细胞或血小板（粒细胞或血小板减少时）

表 7-35 新生儿抗菌药的选择和使用方法

抗菌药物	每次剂量（mg/kg）	每日次数		主要病原菌
		< 7天	> 7天	
青霉素 G	5万～10万 U	2	3	肺炎链球菌，链球菌，对青霉素敏感的葡萄球菌，G⁻ 杆菌
氨苄西林	50	2	3	嗜血流感杆菌，G⁻ 杆菌，G⁺ 球菌
羧苄西林	100	2	3 ～ 4	铜绿假单胞菌，变形杆菌，大肠埃希菌，沙门菌属
苯唑西林	25 ～ 50	2	3 ～ 4	耐青霉素葡萄球菌
哌拉西林	50	2	3	铜绿假单胞菌，变形杆菌，大肠埃希菌，肺炎链球菌
头孢拉定	50 ～ 100	2	3	金黄色葡萄球菌，链球菌，大肠埃希菌
头孢呋辛	50	2	3	G⁻ 杆菌，G⁺ 球菌
头孢噻肟	50	2	3	G⁻ 菌，G⁺ 菌，需氧菌，厌氧菌
头孢三嗪	50 ～ 100	1	1	G⁻ 菌，耐青霉素葡萄球菌
头孢他啶	50	2	3	铜绿假单胞菌，脑膜炎双球菌，G⁻ 杆菌，G⁺ 大厌氧球菌
红霉素	10 ～ 15	2	3	G⁺ 菌，衣原体，支原体，螺旋体，立克次体
万古霉素	10 ～ 15	2	3	金黄色葡萄球菌，链球菌
美罗培南	20	2	2	对大多数 G⁻ 菌、G⁺ 需氧、厌氧菌有强大杀菌作用
甲硝唑	7.5	2	2	厌氧菌

（二）新生儿感染性肺炎

体温升降不确切，呛奶口沫气浅急；

絮斑阴影肺气肿，细湿啰音唇青紫；

抗菌适度依菌种，重症联合加支特。

表 7-36 新生儿感染性肺炎的概况

新生儿感染性肺炎	基本要点
临床表现	
宫内感染性肺炎	多在出生后24小时发病，出生时常有窒息史，复苏后可有气促、呻吟、发绀、呼吸困难，体温不稳定，反应差。肺部听诊呼吸音可为粗糙、减低或闻及湿啰音。严重者可出现呼吸衰竭、心力衰竭、DIC、休克或持续肺动脉高压。血行感染者常缺乏肺部体征，而表现为黄疸、肝脾大和脑膜炎等多系统受累

新生儿感染性肺炎	基本要点
分娩过程中感染性肺炎	一般在出生数日至数周后发病。细菌性感染在出生后 3 ～ 5 小时发病，Ⅱ型疱疹病毒感染多在出生后 5 ～ 10 天，而衣原体感染潜伏期为 3 ～ 12 周
产后感染性肺炎	表现为发热或体温不升、气促、鼻翼扇动、发绀、吐沫、三凹征等。肺部体征早期常不明显，病程中可出现双肺细湿啰音。呼吸道合胞病毒肺炎可表现为喘息，肺部听诊可闻及哮鸣音。金黄色葡萄球菌肺炎易合并脓气胸，X 线检查可见肺大疱
治疗原则	应保持呼吸道通畅，供氧，抗病原体治疗，并给予支持疗法

（三）新生儿破伤风

阵发抽搐紧握拳，间歇仍有肌强直；

牙关紧闭苦笑脸，角弓反张难呼吸；

镇静清创加两素，青霉抗毒两皮试；

操作轻柔少刺激，抽搐防伤防窒息。

表 7-37 新生儿破伤风的临床分期及表现

分期	临床表现
潜伏期	3 ～ 14 天，多为 4 ～ 7 天
开始期	从最初出现症状到首次抽搐，轻度＞ 24 小时，重度≤ 24 小时
痉挛期	时间：持续 2 ～ 3 周
	口面：哭闹不安、张口困难，"苦笑"面容
	肢体：阵发性双拳紧握，上肢过度屈曲，下肢伸直，呈角弓反张状
	神志：清楚
恢复期	痉挛逐渐减轻，发作间隔时间延长，能吮乳，恢复到正常吸吮需 2 ～ 3 个月

表 7-38 新生儿破伤风的分型标准

分型	具体表现
轻度	①潜伏期＞ 7 天 ②开始期＞ 24 小时 ③牙关紧闭、无频繁发作的全身痉挛
重度	①潜伏期≤ 7 天 ②开始期≤ 24 小时 ③入院时体温≥ 39℃或体温不升者（腋温） ④频繁自发痉挛发作、发绀，角弓反张和（或）呼吸异常（不规则、暂停） ⑤合并败血症、肺炎、硬肿症等 具备其中 3 条为重症，第 4 条为必备条件

表 7-39　新生儿破伤风的治疗及护理

治疗方案	具体措施
中和毒素	破伤风抗毒素、破伤风免疫球蛋白
止痉	首选地西泮。鼻饲每 4 小时 1 次，达安定化。维持 4～7 天逐渐减量，直至张口吃奶。痉挛解除停药。辅助用药：苯巴比妥、水合氯醛
控制感染	青霉素联合甲硝唑
维持营养	鼻饲奶及多种维生素，保证热量供给，不足予以部分静脉营养
其他对症治疗	呼吸衰竭予东莨菪碱，合并脑水肿用脱水药或利尿药
护理	保持安静、避光，保持气道通畅，加强皮肤、口腔护理，治疗集中进行，操作要轻柔

十一、新生儿寒冷损伤综合征（新生儿硬肿症）

低重早产冷硬肿，哭弱温低身冰冷；

呼吸心率皆弱慢，肛温肿度轻中重；

暖箱复温渐适应，热量水分足补充；

及早哺乳加能量，输液预温衣宽松。

表 7-40　新生儿硬肿症的概况

新生儿硬肿症	基本要点
临床特点	主要发生在寒冷季节或重症感染时。多于出生后 1 周内发病。低体温和皮肤硬肿是本病的主要表现
一般表现	反应低下、吮乳差或拒乳、哭声低弱或不哭，活动减少，也可出现呼吸暂停等
低体温	新生儿低体温是指体温 < 35℃。轻度为 30～35℃；重度 < 3℃，可出现四肢甚至全身冰冷
皮肤硬肿	即皮肤紧贴皮下组织，不能移动，按之似橡皮样感，呈暗红色或青紫色，伴水肿者有指压凹陷。硬肿常呈对称分布，其发生顺序依次为：下肢→臀部→面颊→上肢→全身。硬肿面积可按头颅部 20%、双上肢 18%、前胸及腹部 14%、背部及腰骶部 14%、臀部 8% 及双下肢 26% 计算。严重硬肿可妨碍关节活动，胸部受累可致呼吸困难
多器官功能损害	重症可出现休克、DIC、急性肾衰竭和肺出血等多器官功能衰竭
辅助检查	根据病情需要，检测血常规、动脉血气和血电解质、血糖、尿素氮、肌酐、DIC 筛查试验。必要时可做 ECG 及 X 线片等检查
临床分度	轻度：体温 ≥ 35℃，皮肤硬肿范围 20%～50%；重度：体温 < 30℃，皮肤硬肿范围 > 50%，常伴有器官功能障碍
鉴别诊断	注意与新生儿和新生儿皮下坏疽相鉴别

新生儿硬肿症	基本要点
治疗原则	①若肛温＞30℃，$T_{A-R} \geq 0℃$，可通过减少散热使体温回升。将患儿置于已预热至中性温度的暖箱中，一般在 6～12 小时内恢复正常体温 ②当肛温＜30℃时，多数患儿 $T_{A-R} < 0℃$，应将患儿置于箱温比肛温高 1～2℃的暖箱中进行外加温。每小时提高箱温 0.5～1℃（箱温不超过 34℃），在 12～24 小时内恢复正常体温 ③其他治疗：包括补充热量和液体、控制感染、纠正器官功能紊乱等

十二、新生儿坏死性小肠结肠炎

腹胀呕吐胃潴留，随后出现血水便；

可见肠形腹包块，腹部 X 线有表现；

禁食减压救休克，抗菌激素诸法联。

表 7-41　新生儿坏死性小肠结肠炎的概况

项目	基本要点
病因	可能与早产儿胃肠道功能不成熟，感染败血症或肠道感染、肠黏膜缺氧缺血和摄入高渗乳高渗溶液等因素有关
病理学	好发部位为回肠末端及近端结肠，重者可累及全胃肠道。十二指肠较少受累。主要改变为肠腔充气，黏膜呈斑片状或大片坏死，肠壁不同程度积气、出血及坏死。严重时肠壁可坏死和穿孔
临床表现	平均发病时间为出生后 12 天。初起进度表现为不稳、呼吸暂停、心动过缓、嗜睡等全身症状，以及不同程度的胃潴留、腹胀、呕吐等喂养不耐受的症状。随后出现大便性状改变、血便。严重者最后发展为呼吸衰竭、休克、DIC 甚至死亡。查体可见肠形、腹壁发红、腹部压痛，右下腹包块，肠鸣音减弱或消失。严重者常并发败血症、肠穿孔和腹膜炎等
辅助检查	腹部 X 线片对本病诊断有重要意义。早期主要表现为麻痹性肠梗阻；病情进展出现肠壁积气、门静脉充气征、肠袢固定（肠坏死）、气腹（肠穿孔）和腹腔积液（腹膜炎）等。肠壁积气和门静脉充气征为本病的特征性表现 严重者常伴有重症感染、代谢性酸中毒、血小板和中性粒细胞减少、DIC 等
诊断	同时具备以下 3 项者，即可确诊： ①全身感染中毒表现 ②胃肠道表现 ③腹部 X 线表现
治疗原则	一般给予禁食、胃肠减压、抗感染、支持疗法，明显腹膜炎时可考虑手术，肠穿孔时应立即手术治疗

十三、新生儿出血症

出生数天见瘀斑，呕血便血唇色淡；

出血正常凝血长，注射维 K 即好转。

表 7-42 新生儿出血症的概况

新生儿出血症	基本要点
病因	本病是由于维生素 K 缺乏而导致体内某些维生素 K 依赖凝血因子活性降低的自限性出血性疾病
临床特点	
分型	①早发型：出生后 24 小时内发病，多与母亲产前服用干扰维生素 K 代谢的药物有关。轻重程度不一，轻者仅有皮肤少量出血或脐残端渗血；严重者可表现为皮肤、消化道、脑等多部位、多器官出血，颅内出血常是致命的 ②经典型：出生后第 2～5 天发病，早产儿可推迟至出生后 2 周发病。表现为皮肤瘀斑、脐带残端渗血、胃肠道出血等，而一般情况好，出血呈自限性 ③晚发型：出生后 1～3 个月发病，多见于母乳喂养、慢性腹泻、营养不良、长期接受全静脉营养而又未补充维生素 K 者。除其他部位出血外，几乎均有颅内出血，死亡率高，幸存者遗留神经系统后遗症
辅助检查	①凝血酶原时间和部分凝血活酶时间均延长 ②活性 Ⅱ 因子与 Ⅱ 因子总量比值小于 1 时提示维生素 K 缺乏 ③用免疫学方法直接测定无活性凝血酶原，阳性提示维生素 K 缺乏 ④维生素 K 测定
鉴别诊断	需与新生儿咽下综合征、新生儿消化道出血和其他出血性疾病鉴别
治疗原则	出血可给予维生素 K_1 1～2mg 静脉滴注，出血可迅速停止，通常 2 小时内凝血因子水平和功能上升，24 小时完全纠正。出现各系统损害时给予相应治疗

第八章　遗传性疾病

遗传病的分类

遗传病分 5 类型，单基因与多基因；

染色体病体 C 病，线粒体病第 5 名。

表 8-1　遗传性疾病的分类

遗传病的分类	说明
遗传病的概念	在生殖细胞、受精卵和体细胞中，由于遗传物质的缺陷或发生改变而导致机体结构和功能紊乱，称为遗传性疾病
分类	
单基因遗传病	由 1 对等位基因异常所引起的遗传性疾病
多基因遗传病	由多对基因异常引起的遗传性疾病，其发病还受环境因素的影响
染色体病	系染色体数目和结构异常所引起的遗传性疾病
体细胞遗传病	由体细胞的遗传物质突变逐渐累积所导致的遗传病
线粒体病	由线粒体基因突变所引起的疾病

染色体病的分类

染色体病分两类，数目结构各改变。

表 8-2　染色体病（畸变）的分类

染色体病的分类	说明
染色体数目异常	①多倍体：体细胞染色体发生了整倍数变化，如三倍体、四倍体 ②非整倍体：体细胞染色体增减一条或数条，如单体、亚二倍体 ③嵌合体：1 个个体存在两种或两种以上的细胞系
染色体结构异常	①缺失：1 条染色体断裂后，断片与断端相接，丢失一部分造成缺失 ②倒位：1 条染色体发生两次断裂，断片倒转位置后再接到断位上称为倒位 ③易位：染色体断裂片段不在原位重建而接到另一染色体上称为易位，包括平衡易位和非平衡易位 ④重复：1 条染色体上某一段含有两份以上称为重复 ⑤等臂染色体：断裂发生在着丝点的横向分裂形成等臂染色体 ⑥环状染色体：1 条染色体长、短臂同时断裂，含有着丝点的节段长、短臂相连形成的染色体

🖊 先天性卵巢发育不全综合征

性属单体综合征，卵巢发育不健全；

生长缓慢体矮小，女性性征不明显；

生长激素尽早用，促进生长效可见；

替代治疗雌激素，维持性征较明显。

表8-3　先天性卵巢发育不全综合征的概况

先天性卵巢发育不全综合征	基本要点
病因	①亲代生殖细胞减数分裂时 X 染色体不分离 ②有丝分裂过程中 X 染色体部分丢失
临床表现	①女性表型 ②身材矮小 ③发际低、短颈、颈蹼 ④乳距宽、肘外翻 ⑤原发性闭经、外生殖器幼稚型 ⑥智力正常或稍差 ⑦多发畸形
常见核型	①单体型：45，XO ②嵌合型：45，XO/46，XX ③X 染色体结构异常：46，Xdel（Xq）/46，Xdel（Xp）
化验及辅助检查	①血、尿雌激素↓↓ ②垂体促性腺激素↑↑ ③生长激素↓ ④胰岛素样生长因子↓ ⑤超声：子宫发育不良，卵巢呈条索状
治疗	①基因重组人生长激素——提高生长速率 ②12～14岁开始雌激素疗法——诱导青春期发育及人工周期

🖊 先天性睾丸发育不全综合征

睾丸发育不健全，男性性征不明显；

替代治疗雄激素，性格教育和训练。

表 8-4 先天性睾丸发育不全综合征的概况

先天性睾丸发育不全综合征	基本要点
病因	亲代生殖细胞减数分裂或形成精子时性染色体不分离
临床表现	①男性表型 ②身材瘦高 ③胆小内向 ④男性第二性征不明显、睾丸小或隐睾、阴茎短小、乳房女性化，喉结不明显 ⑤多数智力正常
常见核型	①三体型：47, XXY ②四体型：48, XXXY ③五体型：49, XXXXY ④嵌合型：46, XX（XY）/47, XXY
代验及辅助检查	①青春期血清垂体促性腺激素、雌二醇↑↑、睾酮水平↓ ②超声：条索状睾丸
治疗	①性格教育和训练，促进正常性格形成 ② 11 ～ 12 岁开始雄激素疗法

苯丙酮尿症

弱智易惊肌力高，黄发白肤鼠臭尿；

三氯化铁验尿阳，苯丙氨酸血中高；

控制摄入此氨酸，6 岁以前饮食调。

表 8-5 苯丙酮尿症的概况

苯丙酮尿症	基本要点
发病机制	见图 8-1
临床表现	①神经系统：智力发育落后最为突出，智商常低于正常。有行为异常，可有癫痫小发作，少数呈现肌张力增高和腱反射亢进 ②皮肤：患儿在出生数月后因黑色素合成不足，头发由黑变黄，皮肤白皙。皮肤湿疹较常见 ③体味：由于尿和汗液中排出较多苯乙酸，可有明显鼠尿臭味
实验室检查	①新生儿疾病筛查：测定血中 Phe 的含量，当 Phe 含量 > 240μmol/L（4mg/dl），即 2 倍于正常参考值时，应采静脉血定量测定 Phe ②苯丙氨酸浓度测定：正常人静脉血 Phe < 120μmol/L、经典型 PKU > 1200μmol/L，中度 PKU360 ～ 1200μmol/L，轻度 PKU120 ～ 360μmol/L ③DHPR 活性测定 ④尿蝶呤图谱分析 ⑤DNA 分析

续表

苯丙酮尿症	基本要点
诊断	根据智力落后、头发由黑变黄、特殊体味和血苯丙氨酸升高，排除四氢生物蝶啶（BH₄）缺乏症就可以确诊
治疗	①疾病一旦确诊，应立即治疗。开始治疗的年龄越小，预后越好 ②主要采用低苯丙氨酸配方奶治疗，待血浓度降到理想浓度时，可逐渐少量添加天然饮食，添加食品应以低蛋白、低苯丙氨酸为原则，其量和次数随血 Phe 浓度而定。Phe 浓度过高或者过低都将影响生长发育 ③在饮食治疗中，应定期测定血 Phe 浓度，根据患儿具体情况调整食谱。低苯丙氨酸饮食治疗至少持续到青春期，终身治疗对患者更有益 ④成年女性患者在妊娠前应重新开始饮食控制，直至分娩，以免高苯丙氨酸血症影响胎儿 ⑤对有本病家族史的夫妇及先证者可进行 DNA 分析，对其胎儿进行产前诊断 ⑥对诊断为 BH₄ 缺乏症的患者，需补充 BH4、5- 羟色胺和 L-DOPA；二氢生物蝶呤还原酶缺乏症采用饮食限制苯丙氨酸摄入、5- 羟色胺和 L-DOPA 及四氢叶酸治疗

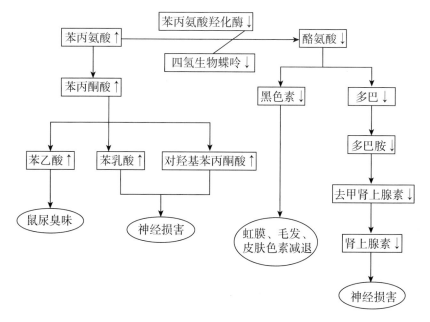

图 8-1　苯丙酮尿症的发病机制

肝豆状核变性

肝豆状核变性症，常染隐性遗传病；

锥体外征肝硬化，K-F 环共 3 症；

减少摄铜促排铜，坚持治疗至终身。

表 8-6　肝豆状核变性的概况

肝豆状核变性	基本要点
临床表现	①无症状期：出生后开始的，除轻度尿铜增高外一切正常，甚少被发现 ②肝损害期：随着肝细胞中铜贮积量的增加，逐渐出现肝损害。多表现为慢性肝炎、肝硬化，少数表现为急性肝炎，甚至迅速发展至急性肝衰竭 ③肝外组织损害期：铜开始在脑、眼、肾和骨骼沉积，引起相应症状。神经系统损害早期主要是构语困难、动作笨拙或震颤、不自主运动、表情呆板、肌张力改变等，到晚期精神症状更为明显，常有行为异常和智力障碍。颅脑 CT 和 MRI 可显示基底节低密度灶，严重时可累及丘脑、脑干和小脑。其他伴发的症状可有溶血性贫血、血尿或蛋白尿等，晚期患者在眼角膜出现 K-F 环
实验室检查	①血清铜蓝蛋白：正常小儿为 200～400mg/L，患儿通常低于 200mg/L ②血清铜氧化酶活性明显降低 ③24 小时尿铜排出量增高 ④K-F 环检查
诊断	根据肝和神经系统症状、体征和实验室检查结果，特别是角膜 K-F 环阳性、血清铜蓝蛋白低于 200mg/L、铜氧化酶吸光度低于 0.17 可确立诊断
治疗	治疗目的是防止或减少铜在组织内蓄积，患者应终身治疗。开始治疗越早，预后越好。早期治疗可使症状消失 ①促进铜排泄的药物：主要有青霉胺，从小剂量开始，逐步增加 ②减少铜吸收的药物：常用锌制剂，服后大便排铜增加，减少体内铜的蓄积 ③低铜饮食：避免食用含铜量高的食物

21- 三体综合征（唐氏综合征）

21- 三体综合征的分型

21- 三体综合征三型：标准易位嵌合型。

表 8-7　21- 三体综合征的分型及病因

分型	核型	病因	临床表现
标准型	47，XX（XY），+21	亲代生殖细胞减数分裂时 21 号染色体不分离	典型
易位型	46，XX（XY），-D+t（Dq21q） 46，XX（XY），-G+t（Gq21q）	亲代为平衡易位携带者或突变	典型
嵌合型	47，XX（XY），+21/46，XX（XY）	受精卵早期卵裂时 21 号染色体不分离	与异常细胞多少有关

📖 21- 三体综合征（先天愚型）的诊断与治疗

眼小上斜眼距宽，鼻平舌伸口半张；

颈蹼腹胀关节软，手厚指短通贯纹；

矮小肌弱智力差，坐立行语低正常；

21- 三体综合征，骨龄落后骨不良。

表 8-8   21- 三体综合征的临床表现及治疗

21- 三体综合征	基本要点
临床表现	特殊面容：眼距宽，眼裂小，外上斜，鼻梁低平，张口伸舌流涎 生长迟缓：身材矮小，骨龄落后，坐立行较同龄儿迟缓 智力落后：说话迟，智商低，缺乏理解和思维能力 关节肌肉：关节过度弯曲，肌张力低 皮纹特点：通贯掌，atd 角增大，第 5 指单一褶纹 多发畸形：先天性心脏病，消化道畸形，免疫功能低下
鉴别诊断	见表 8-9
治疗	暂无有效治疗，要采取综合措施

表 8-9   21- 三体综合征的鉴别诊断

项目	智力低下	生长迟缓	皮纹特点	多发畸形	生理功能低下	染色体核型	甲状腺功能
21- 三体综合征	+	+	+	+	−	异常	正常
先天性甲状腺功能减退症	+	+	−	−	+	正常	异常

第九章　免疫性疾病

一、原发性免疫缺陷病

免疫缺陷病的主要临床特点

反复感染难控制，恶性肿瘤可发生；
易生自身免疫病，遗传倾向比较浓。

原发免疫缺陷病

原发免疫缺陷病，免疫功能有缺陷；
免疫器官和细胞，发育不全而致病。

免疫缺陷症的筛查

原发免疫缺陷病，分为特异非特异；
特异免疫缺陷病，TB 细胞有缺陷；
非特免疫缺陷病，补体吞噬 C 缺陷；
机体抵抗力降低，反复感染可出现；
控制感染缓病情，重建免疫固根本；
基因治疗纠缺陷，选用免疫增强剂。

表 9-1　原发性免疫缺陷病的临床特点

原发性免疫缺陷病	基本要点
我国常见类型	X 连锁无丙种球蛋白血症；X 连锁高免疫球蛋白 M 血症；湿疹、血小板减少伴免疫缺陷综合征；慢性肉芽肿病；严重联合免疫缺陷病等
共同临床表现	①反复和慢性感染 ②肿瘤和自身免疫性疾病 ③其他临床表现
诊断	①病史和体检 过去史：脐带延迟脱落是白细胞黏附缺陷（LAD1）的重要线索。严重麻疹或水痘病程提示细胞免疫缺陷。了解有无引起继发性免疫缺陷病的因素、有无输血和移植物抗宿主反应（GVHR）史。详细记录预防性注射情况，特别是脊髓灰质炎活疫苗接种后有无麻痹发生 家族史：患儿家族中可能发现因感染致早年死亡的成员。应对患儿家族进行家系调查。原发性免疫缺陷病现证者可为基因突变的开始者，而无阳性家族史 ②体格检查：严重或反复感染可致体重下降、发育滞后、营养不良、轻至中度贫血和肝脾大 ③实验室检查：见表 9-2

原发性免疫缺陷病	基本要点
治疗	①一般治疗：患儿需特别的儿科护理，积极防治感染，经治疗后的患儿尽可能参加正常生活。T细胞缺陷患儿不宜输血或新鲜血制品，以防发生GVHR。若必须输血或新鲜血制品时，应先将血液进行放射照射。严重免疫缺陷患者禁用活疫苗 ②替代治疗 静脉注射丙种球蛋白：仅限用于低IgG血症，需终身用药 高效价免疫血清球蛋白：用于预防高危患儿 血浆：除有IgG外，尚含有IgM、IgA、补体和其他免疫活性成分 其他替代治疗：新鲜白细胞、细胞因子治疗、酶替代治疗等 ③免疫重建：正常细胞或基因片段植入患者体内，使之发挥功能，以持久地纠正免疫缺陷病，如胸腺组织移植、干细胞移植等 ④基因治疗：尚处于临床试验阶段

表 9-2　免疫缺陷病的筛查

项目	初筛	再筛	特殊检查
B 细胞缺陷	血清 Ig 测定 血型抗体 ASO	B 细胞计数 IgG 亚类测定 血清特异性抗体测定（百白破）	B 细胞标记检测 淋巴结活检 体外 Ig 合成 基因突变分析
T 细胞缺陷	外周血淋巴细胞计数 X 线：胸腺影像 迟发型皮肤过敏反应	T 细胞及亚群计数 T 细胞功能测定：增殖反应 HLA 定型、染色体分析	T 细胞标记测定及细胞活性测定，IL 及受体测定 基因突变分析
吞噬细胞缺陷	WBC 计数：PMNNBT	功能测定：移动或趋化；吞噬或杀菌功能测定	功能：黏附分子、酶活性测定、基因突变分析
补体缺陷	CH50、C3、C4	其他补体成分测定及其功能	补体旁路测定、补体功能测定

二、继发性免疫缺陷病

继发免疫缺陷病，营养紊乱是主因；

呼吸系统消化道，反复感染症状轻；

积极治疗原发病，还要注意除诱因。

表 9-3　继发性免疫缺陷病（SID）的概况

SID	基本要点
病因	继发性免疫缺陷病（SID）是出生后由不利的环境因素导致免疫系统暂时性功能障碍，一旦不利因素被纠正，免疫功能即可恢复正常。营养紊乱是儿童时期最常见的病因
临床表现	最常见的 SID 临床表现为反复呼吸道感染，亦有胃肠道感染者，一般症状较轻，但反复发作。反复感染，尤其是胃肠道感染可引起更严重的营养吸收障碍而加重营养不良，形成"营养不良 - 免疫功能下降 - 感染 - 加重营养不良"的恶性循环
处理	治疗原则是治疗原发性疾病，祛除诱发因素

三、风湿热

风湿热的临床表现及诊断

急性起病有发热，咽炎常在发病前。

皮下小结心脏炎，环形红斑关节炎。

血沉加快抗"O"高，"C 反"阳性亦可见。

表 9-4　风湿热的临床表现及诊断

风湿热	基本要点
临床表现	①一般表现：急性起病者发热，体温在 38～40℃，无一定热型，1～2 周后转为低热。隐匿起病者仅为低热或无发热 ②心脏炎：首次风湿热发作时，一般于起病 1～2 周内出现心脏炎的症状。初次发作时以心肌炎和心内膜炎最多见，同时累及心肌、心内膜和心包膜者，称为全心炎 ③关节炎：典型病例为游走性多发性大关节炎，以膝、踝、肘、腕等大关节为主。表现为关节红、肿、热、痛，活动受限。每个受累关节持续数日后自行消退，愈后不留畸形，但此起彼伏，可延续 3～4 周 ④舞蹈病：表现为全身或部分肌肉无目的地不自主快速运动，病程 1～3 个月，呈自限性 ⑤皮肤症状：环形红斑、皮下小结
辅助检查	①链球菌感染证据：a. 咽拭子培养可发现 A 组乙型溶血性链球菌；b. 血清抗链球菌溶血素 O（ASO）滴度升高，同时测定抗脱氧核糖核酸酶 B（Anti-DNaseB）、抗链球菌激酶（ASK）、抗透明质酸酶（AH）则阳性率可提高到 95% ②风湿热活动指标：a. 白细胞计数和中性粒细胞增高；b. 红细胞沉降率增快；c. C 反应蛋白阳性、α_2 球蛋白和黏蛋白增高
诊断	见表 9-5
鉴别诊断	风湿性关节炎应与幼年类风湿关节炎、急性化脓性关节炎、急性白血病、非特异性肢痛等鉴别；风湿性心脏炎应与感染性心内膜炎、病毒性心肌炎等鉴别

表 9-5   2002—2003 年 WHO 风湿热和风心病的诊断标准

诊断分类	标准
初发风湿热	2 项主要表现或 1 项主要表现及 2 项次要表现，加上前驱的 A 组链球菌感染证据
复发性风湿热不患有风心病	2 项主要表现或 1 项主要表现及 2 项次要表现加上前驱的 A 组链球菌感染证据
复发性风湿热患有风心病	2 项次要表现加上前驱 A 组链球菌感染证据
风湿性舞蹈病 隐匿发病的风湿性心脏炎	其他主要表现或 A 组链球菌感染证据可不需要
慢性风湿性心瓣膜病 [患者第一时间表现为单纯二尖瓣狭窄或复合性二尖瓣和（或）主动脉瓣病]	不需要其他任何标准即可诊断风湿性心脏病

🖐 风湿热的治疗

卧床宜于急性期，关节肿痛应制动；

阿司匹林泼尼松，抗风湿药疗程用；

控制感染防复发，青霉素类持续用；

并发心衰等疾病，及时处理要慎重。

表 9-6   风湿热的治疗和预防

风湿热	基本要点
治疗	①休息：急性期无心脏炎患儿卧床休息 2 周，随后逐渐恢复活动，于 2 周后达正常活动水平，心脏炎无心力衰竭患儿卧床休息 4 周，随后于 4 周内逐渐恢复活动；心脏炎伴充血性心力衰竭患儿则需卧床休息至少 8 周，在以后 2～3 个月内逐渐增加活动量 ②清除链球菌感染：应用青霉素 80 万 U 肌内注射，每日 2 次，持续 2 周 ③抗风湿治疗：心脏炎时宜早期使用糖皮质激素，泼尼松每日 2mg/kg，分次口服，2～4 周后减量，总疗程 8～12 周。无心脏炎的患儿可用阿司匹林，每日 100mg/kg，分次服用，2 周后逐渐减量，疗程 4～8 周 ④其他治疗：a. 有充血性心力衰竭时应视为心脏炎复发，及时给予大剂量静脉注射糖皮质激素，应慎用或不用洋地黄制剂，以免发生洋地黄中毒，必须用时选用速效制剂，剂量减半、不饱和、不维持。应予以低盐饮食，必要时氧气吸入，给予利尿药和血管扩张药。b. 舞蹈症可用氟哌啶醇治疗 ⑤常用治疗药物：见表 9-7
预防	每 3～4 周肌内注射苄星青霉素 120 万 U，预防注射期限至少 5 年，最好持续至 25 岁；有风湿性心脏病者，宜做终身药物预防

表 9-7　风湿热治疗的常用药物

治疗目的	药物	用量	用法	注意事项
控制链球菌感染	青霉素 苄星青霉素	480 万～ 960 万 U/d 60 万～ 120 万 U/ 次	静脉滴注，持续 2～3 周 肌内注射，每 4 周一次	青霉素过敏者可改用其他有效抗生素，如红霉素等
抗风湿治疗	阿司匹林	80～100mg/(kg·d) 最大量 ≤ 3g/d	分次口服，症状控制后逐渐减至半量，持续 4～6 周	密切观察阿司匹林不良反应，如恶心、呕吐、消化道出血、酸碱失衡等
	泼尼松	2 mg/(kg·d)	分次服用，最大剂量 ≤ 60mg/d，2 周后逐渐减量，总疗程 8～12 周	用激素期间应注意预防感染

四、幼年特发性关节炎（JIA）

幼年特发关节炎，性属自身免疫病；

慢性关节滑膜炎，病理类型有多种；

关节肿痛 6 周余，治疗药物有多种；

消炎镇痛抗风湿，抑制免疫泼尼松。

表 9-8　幼年特发性关节炎的概况

JIA	基本要点
病因	病因尚不清楚，可能与多种因素如感染、免疫及遗传有关
JIA 的分类	①全身型关节炎 ②多关节型，类风湿因子阴性 ③多关节型，类风湿因子阳性 ④少关节型 ⑤与附着点炎症相关的关节炎 ⑥银屑病性关节炎 ⑦未定类的幼年特发性关节炎
辅助诊断	实验室检查的任何项目都不具备确诊价值，但可帮助了解疾病程度和除外其他疾病。影像学检查有助于发现骨关节损害
诊断和鉴别诊断	JIA 的诊断主要依靠临床表现，采用排除诊断法。凡是 16 岁以下儿童持续 6 周以上不明原因的关节肿胀，除外其他疾病称为幼年特发性关节炎。需与风湿热、感染性关节炎、骨髓炎、急性白血病及其他风湿性疾病相鉴别
治疗原则	控制病变的活动度，减轻或消除关节疼痛和肿胀；预防感染和关节炎症加重，预防关节功能不全和残疾，恢复关节功能及生活与劳动能力

注：本病是儿童时期以慢性关节滑膜炎为特征、伴有全身多脏器功能损害的慢性全身性自身免疫性疾病。2001 年国际风湿病学会联盟（ILAR）儿科常委专家会议将"儿童时期（16 岁以下）不明原因关节肿胀、疼痛持续 6 周以上者"命名为 JIA

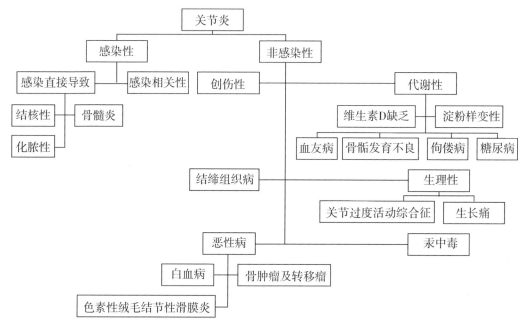

图 9-1   幼年特发性关节炎的诊断流程

表 9-9   JIA 常用治疗用药

药物种类	药物名称	剂量	用法
非甾体类抗炎药物（non-steroidal anti-inflammatory drugs，NSAIDs）	萘普生（naproxen）	$15 \sim 20$mg/(kg·d)	分 2 次口服
	布洛芬（ibuprofen）	$30 \sim 40$mg/(kg·d)	分 4 次口服
	痛灭定（tolmetin）	$25 \sim 30$mg/(kg·d)	分 3 次口服
	双氯芬酸钠（diclofenac sodium）	$0.5 \sim 3$mg/(kg·d)	分 3 ~ 4 次口服
	吲哚美辛（indomethacin）	$1 \sim 3$mg/(kg·d)	分 3 ~ 4 次口服
缓解病情的抗风湿药物（disease modifying anti-rheumatic drugs，DMARDs）	羟氯喹（hydroxychloroquine）	$5 \sim 6$mg/(kg·d)	一次顿服，或分 2 次口服
	柳氮磺胺吡啶（sulfasalazine）	50mg/(kg·d)最大量不超过 2g/d	宜从小剂量每日 10mg/kg 起始，在 1 ~ 2 周内加至足量
肾上腺皮质激素	泼尼松（prednisone）	$0.1 \sim 0.2$mg/(kg·d)	分次口服，用于多关节型
		$0.5 \sim 1$mg/(kg·d)	分次口服，用于全身型
	甲基泼尼松龙倍他米松（betamethasone）	每剂 10 ~ 30mg/kg以关节大小不同，剂量不同	用于重症全身型，甲基泼尼松龙冲击治疗局部关节腔注射
免疫抑制药	甲氨蝶呤（methotrexate，MTX）	每次 10 ~ 15mg/m²	每周 1 次口服
	环孢素 A	$3 \sim 5$mg/(kg·d)	分 2 次服用
	环磷酰胺或硫唑嘌呤		病情难以控制时选用
生物学制剂	IVIG、益赛普等、帕夫林等		
中药			

五、过敏性紫癜

病前常有上感史，典型五型各有指；

小板正常尿有异，半有异常是"毛脆"；

防治感染消局灶，避免某类食与药；

激素维C抗过敏，抑免抗凝肾型用。

表 9-10 过敏性紫癜的概况

过敏性紫癜	基本要点
病因及发病机制	病因未明。发病机制见图 9-2
临床表现	①皮肤：紫癜，对称，四肢及臀部，出血性，分批出现 ②胃肠道：阵发性腹痛，可有呕吐，伴有胃肠道出血，可有黑粪 ③关节：膝、踝、肘、腕等大关节肿痛，可伴血管神经性水肿 ④肾：血尿、蛋白尿，可迁延数月至数年 ⑤其他：偶有颅内出血，少数喉头水肿，哮喘
鉴别诊断	见表 9-11
治疗	①一般治疗：卧床休息；祛除诱因，如抗感染、抗过敏治疗。 对症治疗：如抗组胺缓解水肿，腹痛重解痉治疗，出血时止血治疗 ②糖皮质激素：胃肠道出血时可短时间用甲基泼尼松龙或氢化可的松龙静脉滴注，症状缓解改口服维持数日停用 ③免疫抑制药：肾受累迁延不愈时应用 ④抗凝治疗：抑制血小板聚集，双嘧达莫；高凝状态明显，肝素及尿激酶短期应用 ⑤其他治疗：非甾体类抗炎药缓解关节症状；改善毛细血管通透性；中药活血化瘀

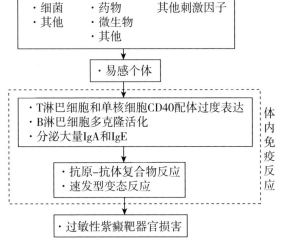

图 9-2 过敏性紫癜的发病机制

表 9-11　过敏性紫癜的鉴别诊断

临床表现	需鉴别的疾病	鉴别要点
皮疹	血小板减少性紫癜（ITP）	①都是出血性皮疹 ②ITP 伴有瘀斑、HSP 多数为紫红色出血点，伴有融合时无瘀斑 ③ITP 表现为血小板减少，HSP 一般血小板正常或增高 ④HSP 可伴有关节、腹部症状
关节肿痛	幼年特发性关节炎（JIA）	①JIA 多病史长，起病缓慢，HSP 起病急 ②JIA 关节炎多表现为关节肿痛、变形、活动受限；HSP 表现为关节痛，伴有关节周围血管神经性水肿 ③JIA 影像学有骨质疏松、关节间隙改变等，HSP 无关节骨质改变
腹痛	急腹症	HSP 腹部疼痛表现可类似急腹症，查体可见腹部无固定压痛
血尿、蛋白尿	原发性肾疾病	HSP 有特征性皮疹
反复发作的皮疹、尿检异常	系统性红斑狼疮	①自身抗体的检测 ②其他脏器受累的依据

注：HSP、亨 - 舒综合征，是过敏性紫癜的别称

六、川崎病

全身血管有炎症，主要表现有多种；

静注丙种球蛋白，阿司匹林长期用；

对症治疗很重要，皮质激素可合用。

表 9-12　川崎病（KD）的概况

KD	基本要点
病因及发病机制	病因不明。发病机制见图 9-3
临床特点	主要表现：①发热；②球结合膜充血；③唇及口腔黏膜充血，舌乳头突起、充血呈草莓舌；④急性期手足硬性水肿和掌跖红斑，恢复期指（趾）端甲下和皮肤交界处出现膜状脱皮，指（趾）甲有横沟，重者指（趾）甲亦可脱落；⑤皮肤可有多形性红斑和猩红热样皮疹，肛周皮肤发红、脱皮；⑥单侧或双侧淋巴结肿大，坚硬有触痛，但表面不红，无化脓，可出现心包炎、心肌炎、心内膜炎、心律失常等，心肌梗死和冠状动脉瘤破裂可致心源性休克甚至猝死。辅助检查无特异性表现，超声心动图可发现冠状动脉扩张、多发性冠状动脉瘤等严重心血管损害
诊断	诊断标准见表 9-13
治疗原则	给予阿司匹林、静脉注射丙种球蛋白（IVIG）、糖皮质激素和对症治疗（表 9-14）；严重的冠状动脉病变需要进行冠状动脉旁路移植术

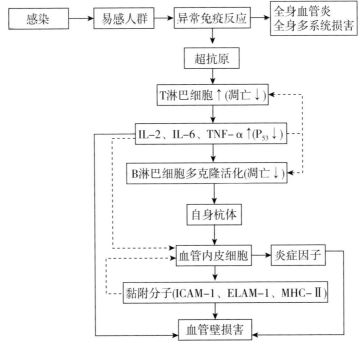

图 9-3　川崎病的发病机制

表 9-13　川崎病的诊断标准

发热 5 天以上，伴有下列 5 项临床表现中 4 项者，排除其他疾病后，即可诊断为川崎病
（1）四肢变化，急性期掌跖红斑，手足硬性水肿；恢复期指（趾）端膜状脱皮
（2）多形性红斑
（3）双侧眼结合膜充血，非化脓性
（4）唇充血皲裂、口腔黏膜弥漫充血，舌乳头突起、充血，呈草莓舌
（5）急性期颈部淋巴结肿大（非化脓性，其直径达 1.5cm 或更大）
如 5 项临床表现中不足 4 项，但超声心动图有冠状动脉损害，亦可确诊

表 9-14　川崎病的药物治疗

药品名称	用法	注意事项
静脉免疫球蛋白（IVIG）	单剂静脉滴注 1～2g/kg，10～12 小时输入	为首选治疗，发病 10 天之内用药
阿司匹林（ASP）	30～50mg/（kg·d），分 3 次口服用药至退热后 48～72 小时改为小剂量 5～10mg/（kg·d）长期维持剂量 3～5mg/（kg·d）	对没有冠状动脉病变的 KD 患儿，持续应用 6～8 周；对冠状动脉病变患儿需持续用药，直至冠状动脉扩张消失
泼尼松	1～2 mg/（kg·d），退热后逐渐减量，共用 4～6 周	①暂不应作为川崎病常规治疗的一线药物②皮质激素治疗可加重血液高凝状态，必须与 ASP 同用

第十章　感染性疾病

一、病毒感染

（一）麻疹

发热流泪又羞明，科氏斑可见颊部；

四日出疹症状重，疹退脱屑呈糠麸；

加强护理对症治，预防感染并发症；

补充维A促康复，预防疫苗可接种。

表 10-1　麻疹的概况

麻疹	基本要点
临床表现	典型麻疹可分为以下4期： ①潜伏期：接触后6～18天 ②前驱期：一般为3～4天。特点：a. 发热；b. 上呼吸道及结膜炎症引起眼睑水肿、眼泪增多及畏光等；c. 麻疹黏膜斑（Koplik斑），是早期特异性体征。在发疹前24～48小时出现，开始仅在对着下白齿相应的颊黏膜上。可见直径约1.0mm灰白色小点，外有红色晕圈，常在1～2天内迅速增多，可累及整个颊黏膜，并蔓延至唇部黏膜，于出疹后1～2天迅速消失，可留有暗红色小点 ③出疹期：多在发热后3～4天出皮疹，体温增高至40℃以上，全身中毒症状加重，嗜睡或烦躁不安，甚至谵妄、抽搐、咳嗽加重。皮疹先出现于耳后、发际、颈部，逐渐蔓延至额面部躯干及四肢。疹形是玫瑰色斑丘疹，继而颜色加深呈暗红色，可融合成片，疹间可见正常皮肤，不伴有痒感。此期肺部有湿啰音，X线检查可见肺纹理增多或轻重不等的弥漫性肺部浸润 ④恢复期：出疹3～4天后，皮疹开始消退，消退顺序与出疹顺序相同。疹退后皮肤有糠麸状脱屑及深棕色色素沉着，7～10天痊愈
鉴别诊断	见表10-2
治疗	加强护理，对症治疗，预防感染与并发症。补充维生素A 20万～40万U，1次/日×2日，有利于疾病的恢复，减少并发症（表10-3）
预防	关键是接种麻疹疫苗，初种年龄为8个月

表 10-2　小儿常见出疹性疾病的鉴别诊断

项目	病原	全身症状及其他特征	皮疹特点	发热与皮疹的关系
麻疹	麻疹病毒	发热、咳嗽、畏光、卡他性鼻炎、结膜炎、Koplik 斑	红色斑丘疹，自头面部→颈部→躯干→四肢，退疹后有色素沉着及细小脱屑	发热 3～4 天后出疹，出疹期为发热的高峰期
风疹	风疹病毒	全身症状轻，耳后、枕部淋巴结肿大并有触痛	面颈部→躯干→四肢，斑丘疹，疹间有正常皮肤，退疹后无色素沉着及脱屑	症状出现后 1～2 天出疹
幼儿急疹	人疱疹病毒 6 型	主要见于婴幼儿，一般情况好，高热时可有惊厥，耳后枕部淋巴结亦可肿大，常伴有轻度腹泻	红色细小密集斑丘疹，头面颈部及躯干部多见，四肢较少，一天出齐，次日即开始消退	高热 3～5 天，热退疹出
水痘	水痘-带状疱疹病毒	全身症状较轻	头面部→躯干→四肢，有斑血疹→小水疱，易破溃	发热第 1 天就开始出疹
猩红热	乙型溶血性链球菌	发热、咽痛、头痛、呕吐、杨梅舌、环口苍白圈、颈部淋巴结肿大	皮肤弥漫性充血，上有密集针尖大小的丘疹，全身皮肤均可受累，疹退后伴有脱皮	发热 1～2 天出疹，出疹时伴有高热
肠道疾病感染	埃可病毒、柯萨奇病毒	发热、咽痛、流涕、结膜炎、腹泻、全身或颈部、枕后淋巴结肿大	散在斑疹或斑丘疹，很少融合，1～3 天消退，不脱屑，有时可呈紫癜样或水疱样	发热时或热退后出疹
药物疹		原发病症状，有近期服药史	皮疹多变，伴斑丘疹、疱疹、猩红热样皮疹、荨麻疹等。有痒感，摩擦及受压部位多	发热多由原发病引起

表 10-3　急性出疹性疾病的治疗与预防

项目	麻疹	风疹	幼儿急疹	水痘	猩红热
病原治疗	无	无	重症采用更昔洛韦	口服伐昔洛韦，局部用阿昔洛韦霜	敏感抗生素
对症治疗	适度降温、止咳化痰等	退热等	退高热、防治惊厥	止痒、退热	退热；重症抗休克、激素等
护理	口、眼、皮肤护理	一般护理	一般护理	皮肤护理	口腔、皮肤护理
隔离期	出疹后 5 天，合并肺炎者延至出疹后 10 天	无须隔离	无须隔离	隔离至全部皮疹结痂	隔离至咽拭子培养阴性

续表

项目	麻疹	风疹	幼儿急疹	水痘	猩红热
药物预防	无	无	无	1/2 治疗量伐昔洛韦	口服抗生素预防
被动免疫	接触后5天内肌内注射人丙种球蛋白	孕早期接触3天内用高效价免疫球蛋白	无	高危易感者可肌内注射高效价免疫球蛋白	无
主动免疫	麻疹减毒活疫苗	风疹	无	水痘-带状疱疹疫苗	无

（二）脊髓灰质炎

先有发热似上感，单侧下肢可瘫痪；

肌肉逐渐可萎缩，肢体畸形留后患；

对症处理与支持，口服疫苗重预防。

表 10-4　脊髓灰质炎的概况

脊髓灰质炎	基本要点
临床表现	①潜伏期：一般为8～12天。临床表现因轻重程度不等而分为无症状型，占90%以上；顿挫型，占4%～8%；无瘫痪型和瘫痪型。瘫痪型为本病之典型表现，可分为以下各期 ②前驱期：主要表现为发热、纳差、乏力、多汗、咽痛、咳嗽及流涕等上呼吸道感染症状 ③瘫痪前期：本期特点是出现高热、头痛、颈项强直、脑膜刺激征阳性等中枢神经系统感染的症状及体征，同时伴有颈部、背部、四肢肌肉疼痛及感觉敏感。小婴儿拒抱，较大患儿体检可见：三脚架征；吻膝试验阳性；头下垂征 ④瘫痪期：可分为a.脊髓型（最常见），瘫痪的特点是两侧不对称的弛缓性瘫痪，多见单侧下肢。近端大肌群常较远端小肌群瘫痪出现早且重。如累及颈背肌、膈、肋间肌时，可出现竖头及坐起困难、呼吸运动障碍、矛盾呼吸等表现。腹肌或肠肌瘫痪则可发生顽固性便秘；膀胱肌瘫痪时出现尿潴留或尿失禁。b.延髓型，病毒侵犯延髓呼吸中枢、循环中枢及脑神经核，可见脑神经麻痹及呼吸、循环受损的表现。c.脑型，较少见，表现为高热、意识障碍、嗜睡或昏迷、上运动神经元瘫痪等。d.混合型，兼有以上几型的表现，常见脊髓型合并延髓型 ⑤恢复期：瘫痪肢体功能逐渐恢复，一般从肢体远端开始，继之为近端大肌群，轻症1～3个月恢复，重症需6～18个月 ⑥后遗症期：如果神经细胞损伤严重，某些肌群的功能不能恢复，就会出现长期瘫痪。继而面部肌肉萎缩，肢体发生畸形
实验室检查	①脑脊液：瘫痪前期开始出现异常，细胞数量增多，以淋巴细胞为主，蛋白质增加不明显，呈细胞-蛋白分离现象。至瘫痪第3周，细胞数量多已恢复正常，而蛋白质继续增高 ②病毒分离：起病后1周内，从鼻咽部、血液、脑脊液及粪便中可分离出病毒 ③血清学检查：检测血中特异性抗体，病程中双份血清抗体滴度4倍以上增高有诊断意义。用ELISA法检测血液及脑脊液中特异性IgM抗体，可做早期诊断

续表

脊髓灰质炎	基本要点
治疗预防	主要是对症处理和支持治疗 ①控制传染源：对患者和疑似患者应及时隔离，自起病日起至少隔离40天，密切接触的易感者进行医学观察20天 ②切断传播途径 ③保护易感者：主动免疫是预防的主要而有效的措施，目前普遍采用脊髓灰质炎混合多价糖丸口服接种。被动免疫：未服过疫苗而与患者有密切接触的5岁以内小儿或有先天性免疫缺陷的儿童应及早注射丙种球蛋白

（三）传染性单核细胞增多症

发热不适咽喉痛，颈部淋巴结亦肿；

白C增多单核多，EB病毒有抗体；

淋巴C多异形多，肝脾肿大可触及；

一般支持与对症，抗病毒药可选用。

表 10-5 传染性单核细胞增多症的概况

项目		基本要点
临床表现	症状	①潜伏期：小儿潜伏期较短，为4～15天，大多为10天。青年人潜伏期可达30天 ②发病：或急或缓，半数有前驱期，继之有发热、咽痛、全身不适、恶心、疲乏、出汗、呼吸急促、头痛、颈部淋巴结肿大等。绝大多数患儿均有不同程度的发热，热型不定，体温一般波动在39℃左右；但幼儿多不发热或仅为低热。淋巴结急性肿大为本病的特征之一 ③部分患儿亦可有皮疹，疹型多样，无特异性
	体征	①淋巴结肿大：肿大部位主要在双侧前后颈部，两侧可不对称，柔韧，无压痛，互不粘连。肿大淋巴结亦可出现在腋窝、肱骨上髁及腹股沟部 ②咽峡炎：扁桃体充血、肿大，扁桃陷窝可见白色渗出物，偶可形成假膜 ③肝脾大：约有20%的病例可有肝大、肝区压痛，偶有黄疸。部分患者可有脾大
实验室检查		见表10-6
诊断		见表10-7
治疗	一般治疗	卧床休息，加强护理，避免严重并发症。脾显著增大时尤应避免剧烈活动，以防破裂。抗生素对本病无效，只用于并发细菌感染时
	抗病毒治疗	无环鸟苷（阿昔洛韦），或更昔洛韦每次5mg/kg，每日2次静脉滴注，连续2周。人白细胞干扰素100万U肌内注射，连用5天
	对症治疗	对症治疗措施为镇痛、镇静、止咳、保肝等，用药过程中每周监测肝功能、血常规等
	免疫调节	对细胞免疫功能低下的患者，建议行免疫调节治疗，并动态观察血象变化

表 10-6   传染性单核细胞增多症的实验室检查

检查项目	临床结果
血常规	淋巴细胞总数 > 5.0×10^9/L，其中非典型性淋巴细胞多达 1.0×10^9/L 以上，白细胞总数仅中度增加，多见病程第 2 周
血清嗜异凝集反应	> 1：40 为阳性反应，1：80 以上更有意义。起病 5 天后即呈阳性反应，2 ~ 3 周达高峰，可持续 2 ~ 5 个月
EB 病毒特异性抗性	①抗衣壳抗原抗体：分 IgM 和 IgG 两型，分别出现在本病的急性期及恢复期，IgM 可维持 4 ~ 8 周，IgG 可终身存在 ②抗早期抗原抗体：分弥漫性 D 和限制性 R 两种，D 多见青少年，阳性率为 70%，维持 3 ~ 6 个月；R 多见低龄儿，在病后 2 周以上出现高峰，维持 2 个月至 3 年 ③抗核心抗原抗体：出现于发病后 4 ~ 6 周，阳性的效价亦较低，但可持续终身。如发现该抗体，则提示感染实际早已存在
EB 病毒 DNA 检测	血清 EB 病毒 DNA 含量高，提示存在病毒血症

表 10-7   传染性单核细胞增多症的诊断依据

诊断依据	临床要点
临床症状 （至少 3 项以上阳性）	①发热 ②咽炎、扁桃体炎 ③颈部淋巴结肿大（1cm 以上） ④肝大（4 岁以下，肋下 2cm 以上；4 岁以上，可触及） ⑤脾大（可触及）
血常规检查	①白细胞分类：淋巴细胞占 50% 以上或淋巴细胞总数高于 5.0×10^9/L ②异型淋巴细胞占 10% 以上或总数高于 1.0×10^9/L
EB 病毒抗体检测急性期 EBNA 抗体阴性 （以下 1 项为阳性）	① VCA-IgG 抗体初期为阳性，以后转阴 ②双份血清 VCA-IgG 抗体滴度 4 倍以上增高 ③ EA 抗体一过性升高 ④ VCA-IgG 抗体初期阳性，EBNA 抗体后期阳转

二、细菌感染

（一）败血症

原发灶中有炎症，肝脾肿大及皮疹；

全身多处化脓灶，血菌培养为阳性；

化脓病灶应切排，抗菌治疗最为重。

表 10-8 败血症的概况

败血症	基本要点
病理过程	见图 10-1
临床表现	①原发感染灶：特点为所在部位红、肿、热、痛和功能障碍 ②感染中毒症状：发热、体弱、重症营养不良，小婴儿可出现低体温、精神萎靡或烦躁不安，面色苍白或青灰、头痛、肌肉及关节酸痛、软弱无力、不思饮食、气急、脉速，甚至呼吸困难。可有恶心、呕吐、腹痛、腹泻等胃肠道症状。重者可出现中毒性脑病、中毒性心肌炎、肝炎、肠麻痹、感染性休克、DIC 等 ③皮疹：可有出血点、斑疹、丘疹或荨麻疹等 ④肝脾大：轻度增大，中毒性肝炎或肝脓肿时则明显增大，且伴有压痛 ⑤迁徙性脓灶：有皮下及深部脓肿、肺炎、脓胸、化脓性心内膜炎、骨髓炎等
实验室检查	①血常规：白细胞总数及中性粒细胞增加，红细胞及血红蛋白常降低，重者血小板减少 ②病原学检查：可送血液及骨髓培养、原发病灶及迁徙病灶的脓液培养及涂片和瘀点涂片寻找病原菌
治疗	①一般治疗 ②抗菌治疗：常选用二联或三联杀菌性抗生素联合静脉给药（表 10-9），3 周病情稳定后改用肌内注射或口服。疗程需持续到症状改善，退热后 2～3 周，或血培养转阴后 1～2 周或连续 2～3 次血培养阴性后方可停药。抗生素宜用足量或大剂量静脉给药，无尿或少尿者不宜用对肾有毒副作用的药物。如有化脓病灶，还应进行外科切开引流或穿刺排脓

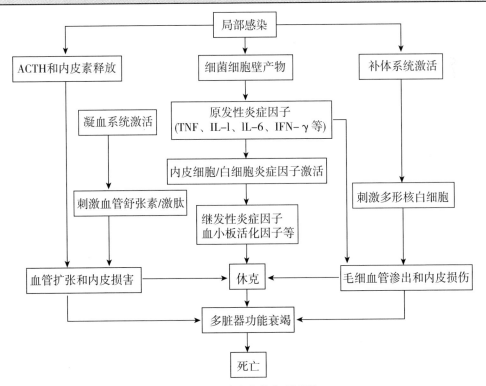

图 10-1 败血症的病理过程

表 10-9　常见病原抗生素的选择原则

病原		宜选药物	可选药物	备注
金黄色葡萄球菌、表皮葡萄球菌等凝固酶阴性葡萄球菌	甲氧西林或苯唑西林敏感	苯唑西林或氯唑西林	头孢唑啉等第一代头孢菌素，头孢呋辛等第二代头孢菌素，克林霉素、磷霉素钠	有青霉素类抗生素过敏性休克史者不宜选用头孢菌素类
	甲氧西林或苯唑西林耐药	万古霉素或去甲万古霉素联合磷霉素钠或利福平	复方磺胺甲噁唑，异帕米星，阿米卡星	氨基糖苷类不宜单用，需联合用药
肠球菌属		氨苄西林或青霉素＋氨基糖苷类	万古霉素或去甲万古霉素	—
肺炎链球菌		青霉素	阿莫西林，头孢噻吩，头孢唑啉，头孢呋辛，红霉素，克林霉素	肺炎链球菌系青霉素敏感株，该菌对红霉素或克林霉素耐药者多见，需注意药敏试验结果。有青霉素类抗生素过敏性休克史者不宜用头孢菌素类
大肠埃希菌		氨苄西林/舒巴坦或阿莫西林/克拉维酸	头孢噻肟、头孢曲松等第三代头孢菌素，氟喹诺酮类，氨基糖苷类	根据药敏试验结果选药，并注意对氟喹诺酮类耐药者多见
肺炎克雷伯杆菌等克雷伯菌属		第三代头孢菌素	氟喹诺酮类，氨基糖苷类，β-内酰胺类/β-内酰胺酶抑制药	菌株之间对药物敏感性差异大，需根据药敏试验结果选药
肠杆菌属、枸橼酸菌属，沙雷菌属		头孢吡肟或氟喹诺酮类	氨基糖苷类，碳青霉烯类，β-内酰胺类/β-内酰胺酶抑制药合剂	菌株之间对药物敏感性差异大，需根据药敏试验结果选药
不动杆菌属		氨苄西林/舒巴坦	氨基糖苷类，头孢哌酮/舒巴坦，碳青霉烯类，氟喹诺酮类	菌株之间对药物敏感性差异大，需根据药敏试验结果选药
铜绿假单胞菌		头孢他啶、头孢哌酮、头孢吡肟、哌拉西林等抗假单胞菌β-内酰胺类＋氨基糖苷类	头孢哌酮/舒巴坦，哌拉西林/三唑巴坦，环丙沙星等氟喹诺酮类＋氨基糖苷类，碳青霉烯类＋氨基糖苷类	菌株之间对药物敏感性差异大，需根据药敏试验结果选药；均需联合用药
脆弱拟杆菌		甲硝唑	氯霉素，克林霉素，碳青霉烯类	—
念珠菌属		两性霉素 B	氟康唑，氟胞嘧啶＋啶	氟胞嘧啶宜联合用药

（二）感染性休克

感染性休克的临床表现

严重感染致休克，临床分期共有三；

血压下降脉搏弱，神志昏迷或淡漠；

尿量减少或无尿，皮凉发绀现花斑。

表 10-10　感染性休克的临床表现

感染性休克	基本要点
临床表现	①休克代偿期：以脏器低灌注为主要表现。患者神志尚清，但烦躁焦虑、神情紧张、面色和皮肤苍白，口唇和甲床轻度发绀，肢端湿冷，呼吸、心率增快，血压正常或略低，尿量减少，眼底和甲皱微循环检查可见动脉痉挛。实验室检查可出现高乳酸血症和低氧血症 ②休克失代偿期：随着休克的发展，患者出现烦躁或意识不清，面色青灰，四肢厥冷，唇、指（趾）端明显发绀，皮肤毛细血管再充盈时间＞3秒，心音低钝，血压下降，尿量更少，甚至无尿 ③休克不可逆期：表现为血压明显下降，心音极度低钝，常合并肺水肿或 ARDS、DIC、肾衰竭、脑水肿和胃肠功能衰竭等多脏器功能衰竭
实验室检查	①血常规：白细胞计数及中性粒细胞增多，伴有核左移现象。血细胞比容和血红蛋白增高为血液浓缩的标志。并发 DIC 时血小板进行性减少 ②病原学检查：血液（或其他体液、渗出液）的培养和脓液培养（包括厌氧菌培养）。鲎溶解物试验（LLT）有助于 G⁻ 菌内毒素的检测 ③尿常规和肾功能检查：发生肾衰竭时，尿比重由初期的偏高转为低而固定（1.010左右）；尿/血肌酐＞15，尿/血毫渗量＜1.5；尿钠排泄量＞40mmol/L ④血液生化及血气分析 ⑤血液流变学和有关 DIC 的检查
诊断及分度	我国 2006 年推荐的诊疗方案，诊断标准见表 10-11

表 10-11　感染性休克的诊断（2006 年中华急诊医学分会儿科学组及中华儿科分会急诊组制订）

分期	诊断指标	具体要点
感染性休克（代偿期）（至少符合6 条中的 3 条）	意识改变	烦躁不安、萎靡、淡漠，甚至惊厥、昏迷
	皮肤改变	面色苍白或发灰，口唇、（指）趾甲发绀、皮肤发花、四肢凉
	心率及脉搏	脉搏细弱，心率增快，心音低钝
	毛细血管再充盈时间	≥3 秒
	尿量	每小时＜1ml/kg
	代谢性酸中毒	pH＜7.35
感染性休克（失代偿期）	血压下降	收缩压小于该年龄组第 5 百分位或小于该年龄组均值减 2 个标准差，即 1～12 个月＜70mmHg，1～10 岁＜70mmHg+[2×年龄（岁）]，≥10 岁＜90mmHg

注：1mmHg=0.133kPa

🦋 感染性休克的治疗

消除感染防休克，积极改善微循环；

炎症反应要控制，保护细胞和器官；

液体复苏是关键，支持疗法亦跟上。

表 10-12 感染性休克的治疗

治疗措施	基本要点
病因治疗	早期足量、大剂量应用有效抗生素
液体复苏	需迅速建立 2 条静脉或骨髓输液通道 ①第 1 小时快速输液：常用 0.9% 氯化钠注射液，首剂 20ml/kg，10 ～ 20 分钟静脉推注。然后评估循环和组织灌注情况（心率、血压、脉搏及毛细血管再充盈时间等）。若循环无明显改善，可再给予第 2、3 剂，每次均为 10 ～ 20ml/kg。总量最多可达 40 ～ 60ml/kg ②继续和维持输液：继续输液可用 1/2 ～ 2/3 张液体，根据血电解质测定结果进行调整，6 ～ 8 小时内输液速度 5 ～ 10ml/(kg·h)。维持输用 1/3 张液体，24 小时内输液速度 2 ～ 4ml/(kg·h)，24 小时后根据情况进行调整
纠正酸中毒	
血管活性药物的应用	常用多巴胺：5 ～ 10μg/(kg·min) 持续静脉泵注，根据血压监测调整剂量，最大不宜超过 20μg/(kg·min)
强心药	快速强心药如毛花苷 C15 ～ 20μg/kg，必要时再继续洋地黄化
糖皮质激素	对重症休克疑有肾上腺皮质功能低下、ARDS、长期使用肾上腺皮质激素或出现儿茶酚胺抵抗性休克时可以使用。目前主张小剂量、中疗程
纠正凝血障碍	早期可用小剂量肝素 5 ～ 10U/kg 静脉输注，每 6 小时 1 次，若已明确有 DIC，则按 DIC 常规治疗
其他治疗	

注：治疗包括积极控制感染和抗休克治疗两方面，充分的液体复苏是关键

（三）中毒型细菌性痢疾

突发高热精神萎，迅速休克或昏迷；

腹泻或者脓血便，临床表现分 4 类；

选择敏感抗生素，降温止惊紧相随；

抢救休克脑水肿，患儿生命应挽回。

表 10-13　中毒型细菌性痢疾的概况

中毒型痢疾	基本要点
发病机制	见图 10-2
发病特点	①突发高热，精神萎靡，惊厥，迅速休克或昏迷，早期肠道症状多不明显 ②发热、脓血便 2～3 天后发展为中毒型菌痢
临床分型	①脑型：意识障碍、呕吐、肌张力增高→频繁或持续惊厥→颅内高压危象或脑疝 ②休克型：轻症面色苍白、末梢发绀、尿略少、血压可低；重症意识障碍、面色苍灰、少尿或无尿，血压低，可伴有 MODS ③肺型：在休克型或脑型基础上发生呼吸窘迫综合征，进行性吸气性呼吸困难和发绀 ④混合型：上述 2 型或 3 型同存或先后出现，病情最重，易发生 MOF
鉴别诊断	见表 10-14
治疗	①一般治疗：监测生命体征；尽快建立静脉通道；完善化验检查；保护重要脏器 ②抗感染：选用第三代头孢菌素如头孢曲松、头孢哌酮、舒巴坦钠等 ③脑水肿治疗：严格控制入量；止惊、镇静、降温，必要时使用亚冬眠疗法 20%甘露醇脱水治疗；地塞米松短期应用；呼吸衰竭时使用呼吸机辅助呼吸 ④休克治疗：快速扩容、纠酸；使用多巴胺、多巴酚丁胺、肾上腺素等血管活性药物；短期应用地塞米松、甲基泼尼松龙等激素；合并 DIC 时应用小剂量肝素

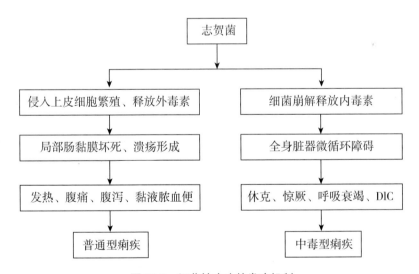

图 10-2　细菌性痢疾的发病机制

表 10-14　中毒型痢疾的鉴别诊断

项目	流行病学史	临床症状	实验室检查
高热惊厥	各季节均可发病，好发于 6 个月至 2 岁婴幼儿	体温 > 38.5℃时出现惊厥，一般仅发作 1 次，惊厥持续时间短，缓解后精神尚好，神经系统查体无异常	肠道感染时可见白细胞，其余粪常规多正常
大叶性肺炎	冬春季节发病率高，各年龄组均可发病	中毒症状重，可合并休克及脑水肿；发热同时伴有呼吸道症状，肺部可闻及啰音	X 线胸片有大叶性或肺段炎性改变
流行性脑脊髓膜炎	冬春季节发病，有流脑疫苗接种史（−）	起病与中毒型痢疾相似，可合并休克和脑水肿；但皮肤黏膜可见出血点和瘀斑，常有脑膜刺激症状	脑脊液检查可有阳性发现
流行性乙型脑炎	夏季发病，有蚊虫叮咬史，未接种乙脑疫苗	起病与中毒型痢疾相似，发热、头痛、惊厥等；但乙脑的惊厥、昏迷等多发生在病程的第 3 ~ 4 天，有脑膜刺激症状	脑脊液有异常发现，血液及脑脊液流脑病毒抗体 IgM 阳性

三、结核病

（一）概述（总论）

📖 小儿结核病的发病机制和病理

多经呼吸道感染，引起原发综合征；

进入血流能播散，其他器官可受损；

基本病变有 3 种：渗出变性与增生。

表 10-15　小儿结核病的发病机制和病理

项目	说明
感染途径	经呼吸道吸入感染，成人咳嗽时飞沫为主要传染途径，其次为消化道感染
发病机制	结核杆菌被肺泡吞噬细胞吞噬后在细胞内大量繁殖，形成小病灶结核性肺泡炎，进而侵犯病灶部位引流的肺门和纵隔淋巴结形成原发综合征。如结核杆菌进入血流则可发生血行播散性肺结核、全身其他脏器结核病或隐匿播散灶
病理特点	具有渗出、变性和增生的特点，同时有结核结节、干酪样坏死和钙化

📖 小儿结核病的诊断

结合病史与 X 线，结素试验及血沉；

痰菌培养可确诊，活动与否应判明。

表 10-16 小儿结核病的诊断

诊断依据	具体要点
病史	注意询问结核病接触史、卡介苗接种史
症状体征	有无结核中毒症状、慢性咳嗽、喘息和结节性红斑、疱疹性结膜炎，肺部体征不明显
辅助检查	
结核菌素试验	如阳性，并能除外卡介苗接种后反应，提示结核感染（图 10-3 和表 10-17）
病原学检查	痰、胃液、脑脊液或浆膜腔液抗酸染色和结核杆菌培养
免疫学检查	血清、脑脊液和浆膜腔液结核抗体检测，PCR 检测，血液结核杆菌 EliSpot 检测
红细胞沉降率	活动期增快
X 线检查	X 线片可发现结核病的范围和类型，肺部 CT 有助于发现纵隔淋巴结肿大情况
纤维支气管镜	有助于支气管结核的诊断

注：活动性小儿结核病参考指征：①结核菌素试验阳性者；②未接种卡介苗，且年龄＜3 岁，尤其是年龄＜1 岁结核菌素试验阳性者；③有发热及其他结核中毒症状者；④排出物找到结核菌；⑤胸部 X 线检查有活动性肺结核改变；⑥红细胞沉降率加快而无其他原因可以解释；⑦纤维支气管镜检查有明显结核改变

表 10-17 接种卡介苗与自然感染阳性反应的主要区别

项目	接种卡介苗后	自然感染
硬结直径	较小，多为 5～9mm	较大，多为 10～15mm
硬结颜色	浅红	深红
硬结质地	较软、边缘不整	较硬、边缘清楚
阳性反应持续时间	较短，2～3 天即消失	较长，可达 7～10 天以上
阳性反应的变化	有较明显的逐年减弱倾向，一般于 3～5 年内逐渐消失	短时间内反应无减弱倾向，可持续若干年，甚至终身

📖 结核病的治疗

肌注 3 月链霉素，异烟利福同口服；

半至两年因型异，乙胺丁醇可替补；

化疗营养与对症，预防治疗法不同；

明确杀菌与抑菌，一线二线药分清；

抗痨方案合理用，不良反应早处理。

📖 结核病的护理

呼吸隔离排菌期，照射消毒室内气；

坚持服药定期检，足程抗痨可彻底。

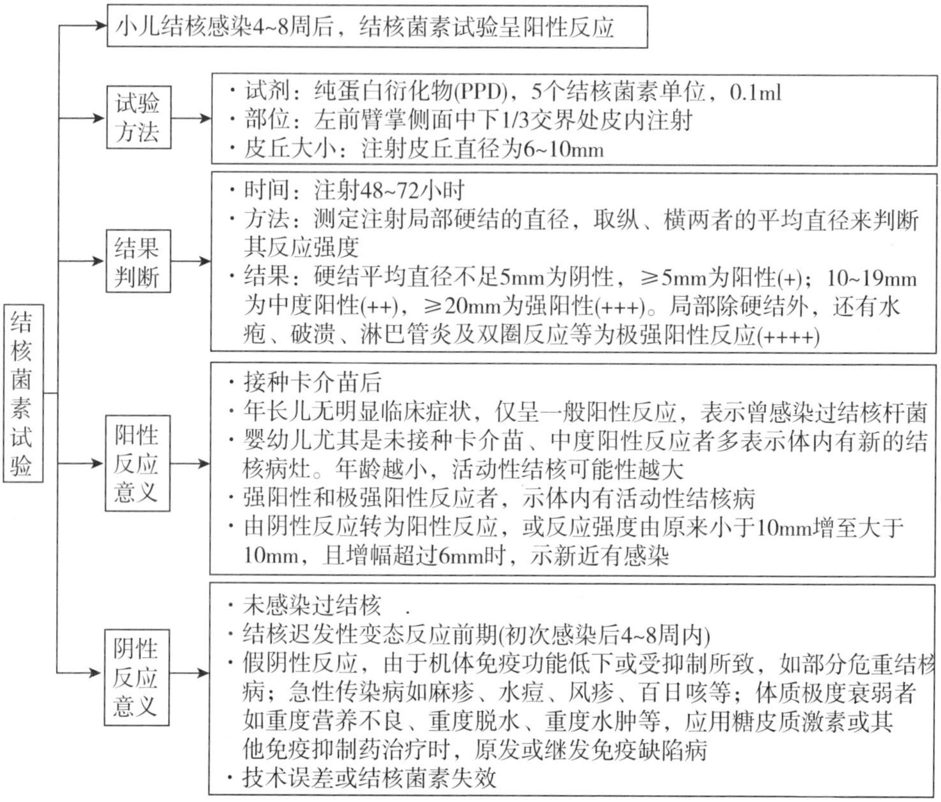

结核菌素试验 →

- 小儿结核感染4~8周后，结核菌素试验呈阳性反应

试验方法
- 试剂：纯蛋白衍化物(PPD)，5个结核菌素单位，0.1ml
- 部位：左前臂掌侧面中下1/3交界处皮内注射
- 皮丘大小：注射皮丘直径为6~10mm

结果判断
- 时间：注射48~72小时
- 方法：测定注射局部硬结的直径，取纵、横两者的平均直径来判断其反应强度
- 结果：硬结平均直径不足5mm为阴性，≥5mm为阳性(+)；10~19mm为中度阳性(++)，≥20mm为强阳性(+++)。局部除硬结外，还有水疱、破溃、淋巴管炎及双圈反应等为极强阳性反应(++++)

阳性反应意义
- 接种卡介苗后
- 年长儿无明显临床症状，仅呈一般阳性反应，表示曾感染过结核杆菌
- 婴幼儿尤其是未接种卡介苗、中度阳性反应者多表示体内有新的结核病灶。年龄越小，活动性结核可能性越大
- 强阳性和极强阳性反应者，示体内有活动性结核病
- 由阴性反应转为阳性反应，或反应强度由原来小于10mm增至大于10mm，且增幅超过6mm时，示新近有感染

阴性反应意义
- 未感染过结核
- 结核迟发性变态反应前期(初次感染后4~8周内)
- 假阴性反应，由于机体免疫功能低下或受抑制所致，如部分危重结核病；急性传染病如麻疹、水痘、风疹、百日咳等；体质极度衰弱者如重度营养不良、重度脱水、重度水肿等，应用糖皮质激素或其他免疫抑制药治疗时，原发或继发免疫缺陷病
- 技术误差或结核菌素失效

图10-3　结核菌素试验

表10-18　结核病的治疗原则

治疗原则	基本要点
一般治疗	注意休息，加强营养，选用富含蛋白质和维生素的食物
抗结核治疗	①目的：杀灭病灶中的结核菌；防止血行播散 ②原则：早期、适量、联合、规律、全程、分阶段治疗 ③常用抗结核药物：见表10-19 ④化疗方案：a. 标准疗法，用于无明显症状的原发型肺结核，每日服用 INH、RFP 和（或）EMB，疗程 9～12 个月；b. 两阶段疗法，用于活动性原发型肺结核、急性粟粒性结核病和结核性脑膜炎；c. 短程疗法，直接监督下服药与短程化疗是 WHO 治愈结核病患者的重要策略。可选用 2HRZ/4HR、2SHRZ/4HR 和 2EHRZ/4HR 方案，疗程 6 个月，若无 PZA 则疗程 9 个月
预防性抗结核治疗	①目的：预防儿童活动性肺结核；预防肺外结核病发生；预防青春期结核病复燃 ②适应证：密切接触家庭内开放性肺结核者；3 岁以下婴幼儿未接种卡介苗而结核菌素试验阳性者；结核菌素试验新近由阴性转为阳性者；结核菌素试验阳性伴结核中毒症状者；结核菌素试验阳性，新患麻疹或百日咳小儿；结核菌素试验阳性小儿需较长期使用糖皮质激素或其他免疫抑制药者 ③方法：一般给予 INH，疗程 6～9 个月；或 INH 联合 RFP，疗程 3 个月

表 10-19 小儿抗结核药物

药物	剂量（kg/d）	给药途径	主要不良反应
异烟肼（INH 或 H）	10mg（≤ 300mg/d）	口服（可肌内注射、静脉滴注）	肝毒性、末梢神经炎、过敏、皮疹和发热
利福平（RFP 或 R）	10mg（≤ 450mg/d）	口服	肝毒性、恶心、呕吐和流感样症状
链霉素（SM 或 S）	20 ～ 30mg（≤ 0.75g/d）	肌内注射	第Ⅷ对脑神经损害、肾毒性、过敏、皮疹和发热
吡嗪酰胺（PZA 或 Z）	20 ～ 30mg（≤ 0.75g/d）	口服	肝毒性、高尿酸血症、关节痛、过敏和发热
乙胺丁醇（EMB 或 E）	15 ～ 25mg	口服	皮疹、视神经炎
乙硫异烟肼（ETH）、丙硫异烟肼	10 ～ 15mg	口服	胃肠道反应、肝毒性、末梢神经炎、过敏、皮疹、发热
卡那霉素	15 ～ 20mg	口服	肌内注射肾毒性、第Ⅷ对脑神经损害
对氨柳酸	150 ～ 200mg		胃肠道反应、肝毒性、过敏、皮疹和发热

（二）原发型肺结核

原发型肺结核

咳嗽低热和盗汗，胸片阴影哑铃现；

OT 强阳血沉快，结核杆菌来自痰。

表 10-20 原发型肺结核的概况

原发型肺结核	基本要点
临床表现	症状： ①轻者无症状，稍重者表现为结核中毒症状 ②重者持续高热 2 ～ 3 周，但一般情况尚好，与发热不相称 ③淋巴结压迫症状，如痉挛性咳嗽、喘息、声嘶、呼吸困难 ④高度过敏状态小儿可出现结节红斑和疱疹性结膜炎 体征： ①肺部可无阳性体征 ②原发灶范围较大可叩诊浊音，听诊呼吸音减低或有管状呼吸音 ③局限性喘鸣音或两肺喘鸣音 ④浅表淋巴结轻度肿大和肝大

续表

原发型肺结核		基本要点
X线表现		原发综合征：典型表现为由原发病灶、淋巴管炎和淋巴结炎组成的哑铃状双极阴影 支气管淋巴结结核： ①结节型，肺门区境界清楚的圆形或椭圆形结节影 ②炎症型，肺门区向外扩展的密度增深阴影，边缘模糊
诊断		见图10-4
转归		吸收好转：病变完全吸收、钙化或硬结 进展： ①原发病灶扩大，形成肺段病变 ②淋巴结病变扩大形成淋巴结支气管瘘，导致支气管内膜结核 ③原发空洞形成 ④支气管播散 ⑤干酪性肺炎 ⑥胸膜炎或胸膜结核 恶化：急性粟粒性肺结核或全身其他脏器结核病
治疗	抗结核	①常用2HRZ/4HR方案，对严重肺结核可采用2SHR/4HR或3HRZ/3HR方案 ②无症状或症状不多的原发型肺结核也可选用9HR方案
	合并支气管结核	异烟肼雾化，支气管镜介入治疗
	浸润病变大及中毒症状严重者	可加用肾上腺皮质激素
	免疫调节治疗	如胸腺肽和γ-干扰素等

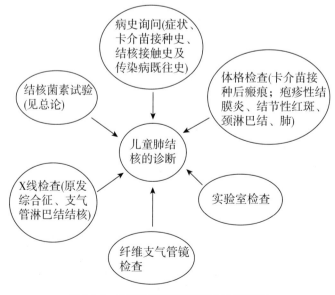

图10-4 原发型肺结核的综合诊断流程

（三）急性粟粒性肺结核

🦅 急性粟粒性肺结核

高热咳嗽呼吸难，肝脾肿大重发绀；

细湿啰音结核疹，粟粒阴影两肺布。

表 10-21 急性粟粒性肺结核的概况

项目	基本要点
临床表现	
症状	急性起病，持续高热，中毒症状重，似伤寒；部分患儿除高热外有咳嗽、呼吸急促和发绀。半数以上并发结核性脑膜炎，出现脑膜刺激症状。少数有全身紫癜和出血现象，亦可消化道症状、营养不良和明显消瘦
体征	缺乏明显体征，与 X 线肺内表现不一致。少数患儿晚期肺部听到细湿啰音。半数以上淋巴结和肝脾大，少数病例可有皮肤粟粒疹
辅助检查	
血常规	外周血白细胞升高伴有中性粒细胞增多，少数有类白血病反应、血小板减少及再生障碍性贫血
红细胞沉降率	常增快
PPD 试验	常阳性，病情严重或有营养不良时，可呈假阴性
病原学	痰、胃液涂片和培养结核杆菌常阳性
脑脊液	半数有常规和生化轻度改变
X 线检查	在浓密的网状阴影上密布着大小、密度、分布三均匀的粟粒结节。婴幼儿病灶周围反应显著，易于融合，粟粒阴影边缘模糊、大小不一，呈雪花状
治疗	
抗结核	强化阶段 INH+RFP+PZA 联用 3 个月，并加用链霉素 2 个月，巩固阶段继续用 INH+RFP 6 ～ 9 个月
肾上腺皮质激素	氢化可的松每日 5 ～ 10mg/kg，泼尼松剂量为每日 1 ～ 1.5mg/kg，足量 2 ～ 4 周，以后逐渐减量，总疗程 6 ～ 8 周
对症治疗	加强营养、降温、止咳化痰、吸氧，必要时可输血或丙种球蛋白
治疗并发症	合并结核性脑膜炎、气胸、急性心力衰竭、急性呼吸衰竭、弥散性血管内凝血应予以相应处理

（四）结核性胸膜炎

咳嗽胸痛叩浊音，纵隔健移弧形影；

胸水渗出检见菌，B 超积液包裹性。

表 10-22　结核性胸膜炎的概况

结核性胸膜炎	基本要点
临床表现	
症状	起病较急，表现高热、盗汗、食差、呼吸急促，年长儿病初诉胸痛，咳嗽和深吸气时加重。当胸腔积液集聚较多时呼吸动作受限，胸痛可减轻或消失。大量胸腔积液可出现气急和呼吸困难
体征	干性胸膜炎期肺部听诊患侧呼吸音减低和胸膜摩擦音，大量积液时患侧胸廓和肋间饱满，呼吸运动减弱，气管和心脏向健侧移位，叩诊为浊音或实音，语颤或呼吸音减低或消失
辅助检查	
胸腔积液	为草绿色，白细胞常，以淋巴细胞占优势，蛋白和 LDH 升高，糖降低，腺苷酸脱氨酶（ADA）常升高 ≥ 40U/L，IFN-γ 升高，胸腔积液结核菌培养阳性或涂片找到结核菌阳性率不高
PPD	大量胸腔积液时常阴性，如初次阴性，经治疗胸腔积液逐渐吸收，重新做 PPD 多转为阳性
胸部影像	表现为一侧胸腔内中等量以上积液而肺内未见明显病变；部分患儿肺内见活动性结核病灶，肺门/纵隔淋巴结肿大或陈旧性钙化和纤维化病灶；伴有粟粒性肺结核者见双侧胸膜炎，但积液较少
胸部 B 超	可证实积液的存在，对估计积液多少、积液部位和距胸部表面深度均较 X 线片准确，可利用 B 超指导做胸腔定位穿刺和胸膜结节病变活检
胸膜活检	发现结核性肉芽肿或干酪性坏死，抗酸染色和培养发现抗酸杆菌可确诊
治疗	①抗结核 ②肾上腺糖皮质激素 ③胸腔穿刺抽液

（五）结核性脑膜炎

病前常有结核史，起病缓慢分 3 期；

头痛呕吐前囟隆，脑膜刺激征阳性；

炎性脊液脑压增，检查可见结核菌；

激素抗炎抗过敏，抗痨治疗要彻底；

积极控制颅内压，使用脱水利尿药。

表 10-23 结核性脑膜炎的概况

结核性脑膜炎	基本要点
临床分期	早期（前驱期）：结核中毒症状，精神或性格改变，年长儿可诉头痛 中期（脑膜刺激期）：头痛，呕吐，易激惹，可有惊厥发作，但发作后意识尚清，前囟饱满或膨隆，克氏征、布氏征及巴氏征阳性，可有脑神经麻痹及偏瘫症状 晚期（昏迷期）：意识朦胧、半昏迷或昏迷，频繁惊厥，颅内压增高及脑积水症状明显，可呈角弓反张，去大脑或去皮质强直
分型	①浆液型：浆液渗出物仅局限于颅底，脑膜刺激症状和脑神经障碍不明显，脑脊液改变轻微，多在粟粒性肺结核常规腰椎穿刺时发现 ②颅底脑膜炎型：浆液纤维蛋白性渗出物弥漫分布于颅底，有明显脑膜刺激症状、脑神经障碍、颅内压高及脑积水症状，但无脑实质受累症状，脑脊液改变典型 ③脑膜脑炎型：存在脑实质炎症、出血、梗死、软化、脑结核瘤等，有脑实质受损表现，如瘫痪、抽搐、失语，脑脊液较颅底脑膜炎型为轻 ④脊髓型：有脊髓损害表现，如截瘫、腱反射亢进、感觉障碍、括约肌功能障碍，脑脊液有明显的蛋白质、细胞分离现象，蛋白质达 10g/L 以上
实验室检查	脑脊液：白细胞轻至中度增高，为 $(100 \sim 500) \times 10^6/L$，以淋巴和单核细胞占优势，蛋白质明显增高；糖和氯化物同时降低是典型改变；脑脊液涂片抗酸染色及结核杆菌培养阳性可确诊 血生化：易出现低血钾、低血钠、低血氯和脱水，与脑性低钠血症、摄入不足和高渗液使用有关 PPD 试验：常阳性，阴性亦不能排除结核性脑膜炎 胸部影像：常有活动性肺结核或陈旧性肺结核表现 头颅 CT：基底池变窄，脑积水，脑粟粒状结核灶或结核瘤，脑梗死，脑水肿 头颅 MRI：基底池闭塞，脑积水，脑结核瘤，脑梗死并可显示梗死血管
鉴别诊断	见表 10-24 和表 10-25
治疗	抗结核：通常 INH+RFP+PZA，其中 INH 1 ~ 1.5 年，RFP 6 ~ 9 个月，PZA 3 ~ 6 个月，必要时加用 SM、EB 或 1321TH 激素：具有抗炎、抗过敏、抗纤维病变，降低颅内压和减轻脑水肿的作用，可选用甲泼尼龙、地塞米松或泼尼松，足量 4 ~ 6 周，总疗程 3 ~ 4 个月，必要时可鞘内注射地塞米松和异烟肼 降高压：脱水剂（20% 甘露醇和甘油果糖）；利尿药（呋塞米）和激素 控制脑积水：乙酰唑胺减少脑脊液生成，小婴儿易发生代谢性酸中毒，需同服碳酸氢钠。对于急性脑积水，其他降低颅内压措施无效时行侧脑室外引流；严重梗阻性脑积水，当抗结核治疗基本控制时行分流手术 液体疗法：纠正水、电解质紊乱，如低钠血症

表 10-24　常见疾病的脑脊液改变

项目	乙型脑炎	结核性脑膜炎	化脓性脑膜炎	病毒性脑膜炎	脑肿瘤	脑室出血
蛋白质	(+)	(++)	(+++)，最明显	(+)	(+)	(+)
氯化物	正常	明显下降	下降	正常	正常	正常
葡萄糖	正常或稍高	明显下降	明显下降（最明显）	正常或稍高	正常	(+)
透明度	清晰或微浑（轻度增加）	微浑（中度增加、毛玻璃样）	极度增加，呈乳白色浑浊	清晰或微浑（轻度增加）	无色或黄色	血性
细胞	增加，早期为中性粒细胞，晚期为淋巴细胞	增加，多为淋巴细胞	显著增加，多为中性粒细胞	增加，多为淋巴细胞	正常或稍增加，多为淋巴细胞	增加，多为红细胞
细菌	阴性	抗酸杆菌	阳性	阴性	阴性	阴性
压力	+	++	+++，最明显	+	++	+

表 10-25　结核性脑膜炎的鉴别诊断

项目	结核性脑膜炎	化脓性脑膜炎	病毒性脑膜炎	隐球菌脑膜炎
起病	亚急性	急性	急性	亚急性或慢性
临床表现	典型的分 3 期	发热、呕吐、抽搐、昏迷休克、败血症	发热、头痛、呕吐、抽搐、昏迷	发热、头痛、呕吐、视物模糊等进行性颅内高压症状
病史	结核接触史	头颅外伤史，中耳炎、乳突炎	腹泻、腮腺炎等	鸽子等禽类接触史
PPD 试验	多阳性	阴性	阴性	阴性
肺部影像	活动性或陈旧性肺结核	肺炎、肺脓肿	正常	肺隐球菌病
脑脊液	细胞＜500，淋巴细胞为主，糖、氯化物减低，抗酸染色或结核杆菌培养阳性	细胞数千，中性为主，糖减低，涂片和细菌培养阳性	细胞＜500，淋巴为主，糖正常，蛋白多＜1g，病毒抗体阳性	类似结检性脑膜炎，墨汁染色、真菌培养、隐球菌抗原阳性
硬膜下积液	少见	常见	少见	少见
脑积水	常见，出现早	不常见，出现晚	罕见	常见

（六）潜伏结核感染

结素试验为阳性，排除卡介苗反应；

结核病灶无活动，潜在感染是名称。

表 10-26 潜伏结核感染的概况

潜伏结核感染	基本要点
定义	由结核杆菌感染引起的结核菌素试验阳性，除外卡介苗接种后反应，X 线片或临床上无活动性结核病证据者
诊断要点	①多有结核病接触史 ②有或无结核中毒症状，查体可无阳性发现 ③胸部 X 线检查正常 ④结核菌素试验阳性 ⑤应注意与慢性扁桃体炎、反复上呼吸道感染、泌尿道感染及风湿热鉴别
治疗原则	出现下列情况按预防性结核感染治疗： ①接种过卡介苗，但结核菌素试验最近 2 年内硬结直径增大 ≥ 10mm 者可认定为自然感染 ②结核菌素试验反应新近由阴性转为阳性的自然感染者 ③结核菌素试验呈强阳性反应的婴幼儿和少年 ④结核菌素试验阳性并有早期结核中毒症状者 ⑤结核菌素试验阳性而同时因其他疾病需用糖皮质激素或其他免疫抑制药者 ⑥结核菌素试验阳性，新近患麻疹或百日咳的小儿 ⑦结核菌素试验阳性的艾滋病病毒感染者及艾滋病患儿

四、深部真菌病

性属条件致病菌，机体弱时才致病；

侵犯组织和内脏，引起感染性炎症；

致病真菌有数种，临床表现略不同；

微生物学检查法，查找病原可确诊；

药物治疗抗真菌，原发疾病更应治。

表 10-27 念珠菌病的概况

念珠菌病	
病因	以白色念珠菌最为常见
临床表现	①皮肤黏膜型：肛周、会阴、腹股沟、腋窝、颈部等皮肤皱褶处可见皮肤潮红、糜烂，边界清楚，上有灰白色脱屑，周围见散在的红色丘疹、小水疱或脓疱。如患者有免疫缺陷，皮肤可呈肉芽肿改变。播散型可见全身性粟粒疹。黏膜受损以鹅口疮最多见 ②内脏型 a. 消化道念珠菌病：最常见为念珠菌肠炎，常伴低热，发生在腹泻的基础上，大便为稀便、水样便或豆腐渣样便，多泡沫，有发酵气味，每日 3～10 次。严重者形成肠黏膜溃疡而出现便血。念珠菌食管炎的主要症状为恶心、呕吐、拒食、吞咽困难、流涎。年长儿诉胸骨下疼痛、烧灼感和吞咽痛。X 线检查见食管狭窄，蠕动改变。食管镜检可见白色厚膜

续表

念珠菌病	
临床表现	b. 呼吸道念珠菌病：以念珠菌性肺炎多见。起病缓慢，临床表现为支气管肺炎的症状和体征，常咳出无色胶冻样痰，有时带血丝，可闻及中小湿啰音，当病灶融合时可出现相应的肺实变体征。X 线表现与支气管肺炎相似。抗生素治疗无效，病程迁延 c. 泌尿系念珠菌病：全身性念珠菌病患者常见肾内病灶 d. 播散性念珠菌病综合征和念珠菌菌血症：主要表现为长期发热，在原发病（白血病、恶性肿瘤等）的基础上体温升高，症状加重，全身状况恶化
实验室检查	①真菌检查：a. 病灶组织或假膜、渗液等标本镜检，可见厚膜孢子及假菌丝，多次镜检阳性有诊断意义。b. 标本真菌培养见乳白色光滑菌落，有诊断意义 ②病理诊断：病理组织中发现真菌和相应病理改变即可确诊 ③眼底检查：念珠菌菌血症患者视网膜和脉络膜上可见白色云雾状或棉球样病灶
抗真菌治疗	①制霉菌素：a. 局部用药，局部涂擦，治疗局部念珠菌病。b. 口服，肠道念珠菌病可给予制霉菌素口服。c. 雾化吸入，适用于呼吸系统念珠菌病 ②两性霉素 B：治疗隐球菌病、组织胞浆菌病和全身念珠菌病的首选药物，对曲霉菌病效果较差 ③5- 氟胞嘧啶：是一种口服系统性抗真菌化学药物，对隐球菌和白色念珠菌有良好的抑制作用。可与两性霉素 B 合用，减少耐药性及用药量 ④酮康唑：抗菌谱广，口服体内吸收良好，毒性反应低，对念珠菌病、曲霉菌病、组织胞浆菌病等疗效均显著 ⑤氟康唑：生物利用度高，口服吸收好，对念珠菌、新型隐球菌等有抑制作用，可在脑脊液中达到有效的治疗浓度

表 10-28　隐球菌病的概况

隐球菌病	基本要点
病因	由新型隐球菌引起。本病常继发于白血病、淋巴瘤、组织细胞增生症 X、胰岛素依赖型糖尿病、免疫缺陷和接受糖皮质激素或免疫抑制药治疗的患者
病理	基本病理变化有两种：早期为弥漫性浸润渗出性改变，晚期为肉芽肿形成
临床表现	①隐球菌脑膜炎：起病缓慢，不同程度的发热、阵发性头痛并逐渐加重，恶心、呕吐、晕眩。数周或数月后可出现颅内压增高症状及脑神经受累的表现，常伴有眼底渗出和视网膜渗出性改变。有时出现精神症状，晚期可出现偏瘫、共济失调、抽搐、昏迷等。有间歇性自然缓解期。如隐球菌肉芽肿局限于脑某一部位，临床表现与脑脓肿或脑肿瘤相似 ②肺隐球菌病：常与中枢神经系统感染并存，亦可单独发生。起病缓慢，常无明显症状而被忽略。如出现症状，则与肺结核不易区分，也可呈急性肺炎表现。X 线片可显示单侧或双侧块状病变，亦可为广泛性浸润、支气管周围浸润或粟粒状病变，但不侵犯肺门或纵隔淋巴结。肺部感染一般预后良好 ③皮肤黏膜隐球菌病：主要表现为痤疮样皮疹、丘疹、硬结、肉芽肿等，中央可见坏死，形成溃疡、瘘管等。黏膜损害见于口腔、鼻咽部，表现为结节、溃疡和肉芽肿样，表面覆盖黏性渗出性薄膜
实验室检查	病原体检查：墨汁染色法和真菌培养
治疗	①两性霉素 B 等抗真菌治疗 ②其他药物，治疗原发病等

表 10-29　曲霉病的概况

曲霉病	基本要点
病因	常见的有烟曲霉菌和黄曲霉菌
病理	是一种常见的条件致病性真菌，当机体抵抗力降低时，病原菌可经皮肤黏膜损伤处或吸入呼吸道，进而进入血液循环到其他组织或器官而致病。过敏体质者吸入曲霉菌孢子可触发 IgE 介导的变态反应而致支气管痉挛。曲霉菌最常侵犯支气管和肺部，病变早期为弥漫性浸润渗出性改变；晚期为坏死、化脓和肉芽肿形成
临床表现	①肺曲霉病最常见，包括曲霉性支气管 - 肺炎和球型肺曲霉病 ②变态反应性曲霉病：过敏体质者吸入大量含有曲霉孢子的尘埃，引起过敏性鼻炎、支气管哮喘、支气管炎或变应性肺曲霉病 ③全身性曲霉病：临床症状以发热、全身中毒症状和栓塞最常见。取自患处的标本做直接涂片可见菌丝或曲霉菌孢子，培养见曲霉菌生长
诊断	取受损组织或淋巴结活检，可根据真菌形态确诊
治疗	①抗真菌治疗 ②一般治疗，祛除病因等

表 10-30　组织胞浆菌的概况

组织胞浆菌病	基本要点
病因	荚膜组织胞浆菌
病理	以侵犯网状内皮系统或肺部为主，可累及全身各脏器。变形菌杜氏组织胞浆菌引起者，以累及皮肤或骨骼为主，不侵犯肺部
临床表现	本病多数患者为儿童，以 6 个月至 2 岁发病率最高，且多为播散型。临床上一般分为急性肺组织胞浆菌病、慢性肺组织胞浆菌病、播散型组织胞浆菌病 3 型
诊断	痰、尿、血、骨髓和分泌物涂片或培养分离出组织胞浆菌，或病理切片发现酵母型真菌即可确诊
治疗	①抗真菌治疗 ②一般治疗，祛除病因等

五、寄生虫病

蛔虫蛲虫钩虫病，粪检虫卵可确诊；

治疗口服驱虫药，预防重在讲卫生；

如果出现并发症，及时处理莫放松。

表 10-31　蛔虫病的概况

蛔虫病	基本要点
病因	蛔虫成虫寄生于人体小肠，可引起蛔虫病，幼虫能在人体内移行引起内脏移行症。蛔虫病患者是主要的传染源，粪 - 口传播是主要的传染途径
临床表现	①幼虫移行引起的症状：蛔幼性肺炎或蛔虫性嗜酸粒细胞性肺炎；严重感染时，幼虫可侵入脑、肝、脾、肾、甲状腺和眼，引起相应的临床表现 ②成虫引起的症状：成虫寄生于肠道，临床表现为食欲缺乏或多食易饥、异食癖；常腹痛，位于脐周，喜按揉，不剧烈；部分患者烦躁易惊或萎靡、磨牙；虫体的异种蛋白可引起荨麻疹、哮喘等过敏症状 ③并发症：胆道蛔虫症；蛔虫性肠梗阻；肠穿孔及腹膜炎
治疗	①驱虫治疗：甲苯咪唑（首选）；枸橼酸哌嗪；左旋咪唑；阿苯达唑 ②并发症的治疗 胆道蛔虫症：治疗原则为解痉镇痛、驱虫（选用虫体肌肉麻痹驱虫药）、控制感染及纠正脱水、酸中毒及电解质紊乱。内科治疗不缓解者，可手术治疗 蛔虫性肠梗阻：禁食、胃肠减压、输液、解痉、镇痛等处理，疼痛缓解后可予以驱虫治疗。完全性肠梗阻时应即刻手术治疗 蛔虫性阑尾炎或腹膜炎：尽早手术治疗

表 10-32　蛲虫病的概况

蛲虫病	基本要点
病因	蛲虫病是蛲虫寄生于人体小肠末端、盲肠和结肠所引起的一种常见传染病。蛲虫病患者是唯一的传染源
临床表现	蛲虫感染最常见的症状是肛门和会阴皮肤瘙痒和睡眠不安，局部皮肤可因搔抓造成的损伤发生皮炎和继发感染
治疗	驱虫治疗首选恩波吡维铵口服，另可选用噻嘧啶、甲苯达唑。每晚睡前清洗会阴和肛周，局部涂擦蛲虫软膏（杀虫止痒）或用噻嘧啶栓剂塞肛

表 10-33　钩虫病的概况

钩虫病	基本要点
病因	钩虫病是由钩虫寄生于人体小肠所引起的疾病。寄生人体的钩虫常见的有十二指肠钩虫和美洲钩虫
临床表现	主要表现为贫血、营养不良、胃肠功能失调。轻者可无症状，称为钩虫感染。严重的贫血可致心功能不全。长期反复感染可影响小儿生长和智力发育
治疗	驱虫治疗可选用甲苯达唑、阿苯达唑、噻嘧啶等药物，注意纠正贫血，给予铁剂和充足营养，严重的贫血可少量多次输血

第十一章　消化系统疾病

一、儿童消化系统解剖的生理特点

消化系统在儿童，解剖生理有特征；

各部不断在发育，尚未成熟易生病。

表 11-1　儿童消化系统解剖的生理特点

组成	解剖特点	生理特点
口腔	消化道的起端	新生儿具有吸吮和吞咽功能，3～4个月唾液分泌增加，常发生生理性流涎
食管	新生儿食管长 8～12cm，1 岁 12cm，5 岁 16cm，学龄儿 20～25cm，成人 25～30cm；婴儿食管横径 0.6～0.8cm，幼儿 1cm，学龄儿 1.2～1.5cm；食管 pH 5.0～5.8	新生儿和婴儿易发生溢乳和胃食管反流
胃	新生儿胃容量为 20～60ml，1～3 个月 90～150ml，1 岁 250～300ml，5 岁 700～850ml，成人 2000ml	婴儿易发生幽门痉挛出现呕吐，水排空时间为 1.5～2 小时，母乳 2～3 小时，牛乳 3～4 小时
肠	儿童肠管相对比成人长，为身长的 5～7 倍，或坐高 10 倍	婴幼儿易发生肠扭转和肠套叠，大便次数多
肝	1 岁以内，肝肋缘下 1～3cm；3 岁以内，肝肋缘下 1～2cm；4 岁以后，肝肋缘下不易扪及；7 岁以内，剑突下 2～2.5cm	婴儿肝细胞再生能力强，不易发生肝硬化；婴儿胆汁分泌较少，对脂肪的消化功能较差
胰腺	3～4 个月胰腺发育较快，1 岁胰腺外分泌部分生长迅速，为出生时的 3 倍，胰液量随年龄增加，成人每日分泌 1～2L	酶类出现顺序为胰蛋白酶、糜蛋白酶、羧基肽酶、脂肪酶、淀粉酶，婴儿期胰液及消化酶的分泌受外界影响大，易发生消化不良
肠道细菌	母乳喂养以双歧杆菌占优势，人工或混合喂养则大肠埃希菌、嗜酸杆菌、双歧杆菌及肠球菌所占比例相近	正常肠道菌群对致病菌有拮抗作用，内外界因素易致菌群失调
儿童粪便	食物进入消化道至粪便排出所用时间：母乳喂养约 13 小时，人工喂养约 15 小时，成人为 18～24 小时	母乳喂养儿粪便呈黄色或金黄色、糊状，每日 2～4 次；人工喂养儿粪便淡黄色或灰黄色，干稠，每日 1～2 次；混合喂养儿粪便与喂养牛奶儿相似，每日 1 次

二、口炎

鹅口疮

吞困拒食常啼哭，口腔出现白凝物；

拭去白物黏膜红，涂片检菌似念珠；

停用激素抗生素，龙胆紫液冰硼涂。

疱疹性口腔炎

疱疹病毒是病因，口腔黏膜疱疹现；

局部淋巴结肿痛，发热拒食口流涎；

清洁口腔多饮水，局部用药能消炎。

表 11-2　鹅口疮与疱疹性口腔炎的比较

项目	鹅口疮	疱疹性口腔炎
病因	白色念珠菌感染	I 型单纯疱疹病毒感染
临床表现	口腔黏膜表面覆盖白色凝乳块样小点或小片状物，可逐渐融合成大片，不易擦去，强行剥离后局部感染黏膜潮红、粗糙，可有溢血，不痛，不流涎	多见发热，体温达 38～40℃，1～2 天后口腔黏膜出现疱疹，表现为拒食、流涎、烦躁，伴有淋巴结肿大，有压痛，病程 1～2 周
治疗	用 2% 碳酸氢钠溶液清洁口腔，局部涂抹制霉菌素鱼肝油混悬液。口服肠道微生态制剂，适当增加维生素 B_2 和维生素 C	多饮水，保持口腔清洁，局部喷洒西瓜霜、锡类散等，疼痛严重者餐前用 2% 利多卡因涂抹局部

三、胃 - 食管反流病

呕吐常见婴幼儿，儿童反酸攻烧心；

食管易发溃疡等，消化道外也有症；

体位治疗抬上身，抗酸抑酸促胃动；

制作饮食应稠厚，少量多餐记心中。

表 11-3　胃 - 食管反流病（GER）的概况

GER	基本要点
临床表现	呕吐：新生儿和婴幼儿以呕吐为主要表现。85% 出生后第 1 周出现呕吐，10% 出生后 6 周内出现症状。年长儿以反胃、反酸、嗳气等症状多见 反流性食管炎：烧灼感；咽下疼痛；呕血和便血 Barrette 食管：易发生食管溃疡、狭窄和腺癌。溃疡深者会发生食管 - 气管瘘 食管外症状； ①与 GER 相关的呼吸系统疾病：反复呼吸道感染；难治性哮喘；早产儿窒息或呼吸暂停及婴儿猝死综合征等 ②营养不良：体重不增和生长发育迟缓，贫血

续表

GER	基本要点
临床表现	③其他：如声音嘶哑、中耳炎、鼻窦炎、反复口腔溃疡、龋齿等。部分患儿可出现精神、神经症状：a. Sandifer 综合征是指病理性 GER 患儿呈现类似斜颈的一种特殊"公鸡头"样的姿势，伴有杵状指、蛋白质丢失性肠病及贫血等表现；b. 婴儿哭闹综合征表现为易激惹、夜惊、进食时哭闹等
辅助检查	食管钡剂造影：可对食管的运动状况、形态、钡剂的反流、食管与胃连接部的组织结构做出判断 食管 pH 动态监测：24 小时动态连续监测食管下端 pH，如有酸性 GER 发生，则 pH 下降 其他检查如食管动力功能检查、食管内镜检查及黏膜活检、胃-食管同位素闪烁扫描、超声学检查等
治疗	体位治疗：新生儿和小婴儿的最好体位为上身抬高 30°，前倾俯卧位。儿童在睡眠时保持左侧卧位，上身抬高，在清醒状态下最佳体位为直立位和坐位 饮食疗法：人工喂养儿以稠厚饮食为主，少量多餐，可在牛奶中配入糕干粉、米粉或进食谷类食品。年长儿应少量多餐，睡前 2 小时不进食，避免食用降低 LES 张力和增加胃酸分泌的食物。 药物治疗：详见消化性溃疡部分 ①促胃肠动力药：多巴胺受体拮抗药（如多潘立酮）；通过乙酰胆碱起作用的药物（如西沙必利） ②抗酸和抑酸药：H₂ 受体拮抗药；质子泵抑制药（PPI）；中和胃酸药 ③黏膜保护剂 ④外科治疗

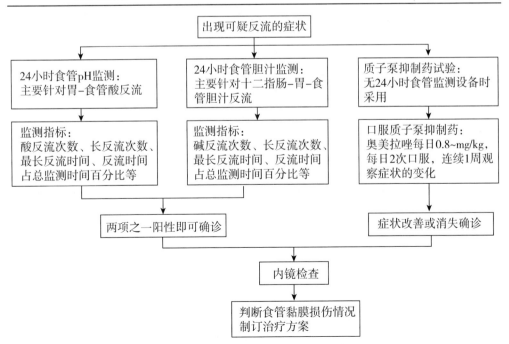

图 11-1 胃 - 食管反流病的诊断流程

四、胃炎

急性慢性两类型，腹痛呕吐又恶心；

感染幽门螺杆菌，胃镜检查可确诊；

感染者用抗生素，治疗积极除病因；

制酸保护胃黏膜，生活要有规律性。

表 11-4　胃炎的概况

胃炎	基本要点
病因和临床表现	急性胃炎：多为继发性，多由应激反应引起。摄入由细菌及其毒素污染的食物，误服毒性物质和腐蚀剂，食物过敏，服用对胃黏膜有损害的药物，情绪波动、精神紧张，胃内异物和各种因素所致的变态反应等均可引起胃黏膜的急性炎症。临床表现为发病急，食欲缺乏、腹痛、恶心、呕吐，严重者甚至可出现黑粪、呕血、脱水、电解质及酸碱平衡紊乱 慢性胃炎：①幽门螺杆菌（Hp）感染；②胆汁反流；③长期服（食）用刺激性食物和药物；④精神神经因素；⑤全身慢性疾病影响；⑥其他如环境、遗传、免疫、营养等因素。最常见的临床表现为反复发作、无规律性的腹痛，疼痛出现于进食过程中或餐后，多数位于上腹部、脐周，轻者为间歇性隐痛或钝痛，严重者为剧烈绞痛。胃黏膜糜烂出血者伴有呕血、黑粪。常伴有食欲缺乏、恶心、呕吐及腹胀，从而影响营养状况及生长发育
实验室检查	胃镜检查：为最可靠的诊断手段。可直接观察胃黏膜病变及其程度，同时可对病变部位进行 Hp 和病理学检查 幽门螺杆菌检测 ①侵入性 Hp 检测：快速尿素酶试验；组织学检查；Hp 培养 ②非侵入性 Hp 检测：^{13}C 尿素呼气试验；粪便 Hp 抗原检测；血清学检测抗 Hp-IgG 抗体
治疗	急性胃炎：祛除病因，原发病需积极治疗，平时忌服有刺激性的食物和药物，同时纠正水和电解质紊乱。细菌感染者应用抗生素。应用 H_2 受体拮抗药，口服胃黏膜保护剂，可用局部黏膜止血的方法 慢性胃炎 ①祛除病因：积极治疗原发病 ②饮食治疗：养成良好的饮食习惯和生活规律 ③药物治疗：黏膜保护剂；H_2 受体拮抗药；胃肠动力药；Hp 感染者应抗 Hp 治疗

五、消化性溃疡

慢性周期节律痛，婴儿幼儿不典型；

重者便血又呕血，确定钡餐与胃镜；

生活习惯应良好，定时定量饮食进；

注意保护胃黏膜，抗酸药物 3 类型。

"三联""四联"好方案，防治幽门螺杆菌。

表 11-5 消化性溃疡的概况

消化性溃疡	基本要点
临床表现	①新生儿：继发性溃疡多见，常表现急性起病，呕血、黑粪 ②婴儿期：继发性溃疡多见，起病急，首发症状表现为消化道出血和穿孔；原发性溃疡以胃溃疡为主，以食欲差、呕吐、进食后啼哭、腹胀、生长发育迟缓为表现，有时表现为呕血、黑粪 ③幼儿期：以进食后呕吐，以脐周及上腹部间歇性疼痛发作多见，烧灼感少见，夜间及清晨痛醒，食后减轻，有时发生呕血、黑粪，甚至穿孔 ④学龄前及学龄期：以原发性十二指肠溃疡多见，饥饿时或夜间多发，表现为反复发作的脐周及上腹部胀痛、烧灼感，可持续数分钟至数小时。严重者出现便血、呕血、贫血。部分有穿孔，穿孔时疼痛剧烈并放射至左右上腹部或背部。有时仅表现为贫血、粪便隐血试验阳性
并发症	主要为出血、穿孔和幽门梗阻，时常伴发缺铁性贫血。重症可出现失血性休克。可并发腹膜炎、胰腺炎等
辅助检查	①粪便隐血试验：阳性者提示可能有活动性溃疡 ②上消化道内镜检查：是当前公认的诊断溃疡病准确率最高的方法 ③胃肠 X 线钡餐造影：虽然应用较广泛，但此诊断手段不够敏感和特异 ④Hp 检测：见慢性胃炎部分
治疗	缓解和消除症状，促进溃疡愈合，同时防止复发，预防并发症 一般治疗：养成良好的生活习惯，饮食要定时定量，需避免过度疲劳及精神紧张，要适当休息，忌食具有刺激性、对胃黏膜有损害的食物和药物 药物治疗：原则为强化黏膜防御能力，抑制胃酸分泌和中和胃酸，抗 Hp 菌治疗 ①抑制胃酸治疗：H_2 受体拮抗药（H_2RI）；质子泵抑制药（PPI）；中和胃酸的抗酸药 ②胃黏膜保护剂：硫糖铝；枸橼酸铋钾；米索前列醇 ③抗 Hp 治疗：枸橼酸铋钾、阿莫西林、克拉霉素、甲硝唑及呋喃唑酮 常用方案：a. 以 PPI 为中心药物的"三联"方案：PPI+上述抗生素中的 2 种，持续 1～2 周。b. 以铋剂为中心药物的"三联""四联"治疗方案：枸橼酸铋钾 4～6 周 +2 种抗生素（羧氨苄青霉素 4 周、克拉霉素 2 周、甲硝唑 2 周、呋喃唑酮 2 周），四联方案再加 H_2RI 4～8 周 手术治疗指征：①溃疡合并穿孔；②难以控制的出血，48 小时内失血量超过血容量的 30%；③出现瘢痕性幽门梗阻者，经非手术治疗 72 小时后仍无改善

六、先天性肥厚性幽门狭窄

喷射呕吐无胆汁，触及肿块右上腹；

钡剂检查胃扩张，腹部 B 超可确诊；

幽门环肌切开术，早作手术为治本。

表 11-6　先天性肥厚性幽门狭窄的概况

幽门狭窄	基本要点
发病机制	是由幽门环肌肥厚、增生使幽门管腔狭窄引起的疾病。表现为上消化道不完全性梗阻
症状和体征	无胆汁的喷射性呕吐、右上腹肿块和胃蠕动波。呕吐为本病主要症状，一般发生在出生后 2～4 周，少数在出生后 1 周发病，也有的在出生后 2～3 个月发病。多数在哺乳半小时内即吐，吐出物为凝块样奶汁，不含胆汁，有时呕吐。呕吐后饥饿欲食。病久者出现消瘦、脱水及电解质紊乱
诊断	首选腹部 B 型超声检查：如果幽门前后径 ≥13mm、幽门肌厚度 ≥4mm、幽门管长 ≥17mm，即可诊断为本病。X 线钡餐检查可见胃扩张，钡剂通过幽门排出时间延长。幽门管延长、狭窄如线状，向头侧弯曲，幽门胃窦呈鸟嘴样改变。十二指肠球部压迹呈"蕈征""双肩征"等，为诊断本病特有的 X 线征象
治疗	确诊后应及早进行幽门环肌切开术，效果良好

七、肠套叠

阵发腹痛加呕吐，血便肿物腊肠粗；

钡肠透视环状影，肛检触到宫颈物；

灌肠疗法促复位，重症手术莫延误。

表 11-7　肠套叠的概况

肠套叠	基本要点
临床表现	急性肠套叠 ①腹痛：既往健康的儿童突然发作剧烈的阵发性肠绞痛，哭闹不安，屈膝缩腹、面色苍白、拒食、出汗，持续数分钟或更长时间后，腹痛缓解，安静或入睡，间歇 10～20 分钟又反复发作 ②呕吐 ③血便 ④腹部包块 ⑤全身情况：早期一般情况尚好。随着病程延长，病情加重，可并发肠坏死或腹膜炎，全身情况恶化，易出现严重高热、脱水、嗜睡、昏迷及休克等中毒症状 慢性肠套叠：年龄越大，发病过程越慢。主要为阵发性腹痛，腹痛时上腹或脐周可触及肿块，腹痛缓解时腹部平坦柔软无包块，有时病程长达 10 余日。呕吐少见，便血较晚发生
辅助检查	①腹部 B 超检查：可见同心圆或靶环状肿块图像，或见"套筒征" ②B 超监视下水压灌肠：诊断、治疗同时完成 ③空气灌肠：可同时进行复位治疗 ④钡剂灌肠：只用于慢性肠套叠疑难病例

肠套叠	基本要点
治疗	急性肠套叠是一种危及生命的急症，一旦确诊需立即进行治疗，其复位是一个紧急的过程 非手术疗法：灌肠疗法 ①适应证：肠套叠 48 小时以内，全身状况良好，无腹胀，无明显脱水及电解质紊乱 ②方法：空气灌肠；B 超监视下水压灌肠；钡剂灌肠复位 ③灌肠复位成功的表现：a. 拔出肛管后有大量带臭味的黏液血便和黄色粪水排出；b. 患儿很快安静入睡，无哭闹不安及呕吐；c. 腹部平软，原有包块触不到；d. 灌肠复位成功后口服 0.5～1g 活性炭，6～8 小时后有炭末排出 ④禁忌证：a. 病程已超过 48 小时，全身状况差，更应注意 3 个月以下婴儿；b. 高度腹胀、出现腹膜刺激征者，腹部 X 线片可见多数液平面者；c. 套叠头部已达脾曲，肿物硬而且张力较大者；d. 小肠型肠套叠；e. 多次复发疑有器质性病变者 手术治疗：肠套叠超过 48～72 小时，或虽病程短但病情严重、怀疑有肠坏死或穿孔者，以及出现小肠型肠套叠者均需手术治疗

八、先天性巨结肠

胎粪排出常延迟，顽固便秘和腹胀；

若有梗阻有呕吐，营养不良发育慢；

直肠指检助排便，钡剂灌肠助诊断；

保守治用缓泻药，手术治疗好手段。

表 11-8　先天性巨结肠的概况

先天性巨结肠	基本要点
发病机制	是由于结肠远端的肠管或直肠持续痉挛，粪便在近端结肠瘀滞，从而使该肠管肥厚、扩张
临床表现	①胎便排出延迟、顽固性便秘和腹胀 ②呕吐、营养不良、发育迟缓 ③直肠指检时，拔指后可排出恶臭气体及大便
并发症	①小肠结肠炎 ②肠穿孔 ③继发感染
X 线检查	①腹部立位平片多显示低位结肠梗阻 ②钡剂灌肠检查其诊断率在 90% 左右，可显示痉挛段及其上方的扩张肠管，排钡功能差。若黏膜皱襞变粗（锯齿状变化），提示伴有小肠结肠炎
其他检查	直肠、肛门测压检查确诊率为 76%～100%。直肠黏膜活检 HE 染色可判断神经节细胞的有无
治疗	应进行根治性手术，切除部分扩张结肠和无神经节细胞肠段。病情危重，暂时不能行根治术者，应及时行结肠造瘘术。非手术治疗包括口服缓泻药、润肠剂或灌肠等

九、腹泻

小儿腹泻的病因及表现

消化不良染病毒，蛋花汤便又呕吐；

细菌感染中毒重，黏液脓便多次数。

表 11-9   腹泻的概况

腹泻	基本要点
临床表现	
	病程在 2 周以内的腹泻为急性腹泻，病程 2 周至 2 个月为迁延性腹泻，慢性腹泻的病程为 2 个月以上
急性腹泻	腹泻的共同临床表现 ①轻型：食欲缺乏，呕吐，大便次数增多但量不多，稀水样黄色或黄绿色大便，有酸味 ②重型：除有较重的胃肠道症状外，还有较明显的脱水和电解质紊乱及全身感染中毒症状 重型腹泻时常出现：a. 代谢性酸中毒：精神差，口唇樱红色，呼吸深大，呼出气凉并有丙酮味等症状。b. 低钾血症：精神差、腹胀、无力、心律失常、碱中毒等症状。c. 低钙血症：手足搐搦和惊厥，极少数出现震颤、抽搐 几种常见类型肠炎的临床特点：见表 11-10
2. 迁延性慢性腹泻	病因复杂，感染、免疫缺陷、酶缺陷、营养物质过敏、先天性畸形、药物因素等均可引起。以急性腹泻未彻底治疗、治疗不当或迁延不愈最为常见。人工喂养儿、营养不良者患病率高
诊断与鉴别诊断	必须判定有无脱水（程度和性质）、酸碱失衡和电解质紊乱。可先根据大便常规有无白细胞将腹泻分为两组 ①大便无或偶见少量白细胞者：为侵袭性细菌以外的病因。"生理性腹泻"多见于 6 个月以内婴儿，常有湿疹，外观虚胖，腹泻除大便次数增多外，食欲好，不影响生长发育，无其他症状。添加辅食后，大便可逐渐转为正常 ②大便有较多的白细胞者：表明结肠和回肠末端有侵袭性炎症病变，常由各种侵袭性细菌感染所致，必要时应进行大便细菌培养、毒性检测等，以明确病原体

表 11-10   常见类型肠炎的临床特点

疾病名称	发病时间	年龄段	典型症状
轮状病毒肠炎	秋冬季	6 ～ 24 个月大婴幼儿	大便呈水样或蛋花汤样，带有少量黏液，无腥臭，每日 10 余次。常伴脱水和酸中毒
诺如病毒肠炎	全年	较大儿童	与轮状病毒肠炎相似，是集体机构急性暴发性胃肠炎的首要致病原

续表

疾病名称	发病时间	年龄段	典型症状
产毒性大肠埃希菌肠炎	5～8个月多见	较大儿童	呕吐、腹泻、大便呈水样，有明显的水、电解质平衡紊乱
空肠弯曲菌肠炎（产毒菌株感染）	全年，夏季多见	6个月至2岁婴幼儿	发热、呕吐、水样便
耶尔森菌小肠结肠炎	冬春季节	婴幼儿	5岁以下主要症状为腹泻，粪便水样、黏液样、脓样或带血
沙门菌感染	4～9个月	2岁以下	大便、一日可达30次以上，水样便、黏液便或脓血便

小儿腹泻的护理

吐泻频繁短禁食，少量母乳米汤补；

进出水量低钾症，防止红臀勤洁肤。

小儿腹泻的治疗

先定程度后补液，轻者口服重静注；

多酶酵母乳酶生，酌情止泻抗生素。

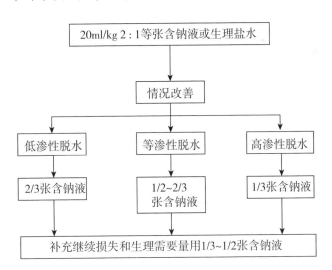

图 11-2 急性腹泻重度脱水的治疗

表 11-11   小儿腹泻的治疗

治疗方案	具体措施
饮食疗法	继续进食，但饮食要易消化、品种要简单；某些分泌型腹泻可短期禁食或改用免乳糖奶粉喂养；食物过敏患儿饮食要去除过敏原，牛奶蛋白过敏患儿可选水解蛋白奶粉
纠正脱水	
口服补液	用于轻至中度脱水时累积丢失的补充，轻度 50～80ml/kg，中度 80～100ml/kg，8～12 小时内补完
静脉补液	用于中至重度脱水或呕吐腹胀患儿不能经口进食者 补充累计损失阶段：中度 50～90ml/kg，重度 100～120ml/kg。低渗脱水补 2/3 张至等张液体，等渗脱水补 1/2～2/3 张液体，高渗脱水补 1/4～1/3 液体
抗生素治疗	
应用指征	仅用于细菌感染引起的腹泻
具体药物	选用第三代头孢菌素，静脉注射或口服，过敏者可口服多黏菌素或小檗碱，＞10 岁者可使用喹诺酮类抗生素。抗生素相关性腹泻需要停用可疑药物，并根据具体情况选用万古霉素、甲硝唑或抗真菌药物
微生态疗法	常用微生态制剂有双歧杆菌、乳酸杆菌、粪链球菌等，注意与抗生素间隔服用
肠黏膜保护剂	吸附毒素和病原体、维持肠黏膜屏障的完整性，常用药物为蒙脱石散
营养支持	慢性腹泻及营养不良儿童注意补充多种维生素、微量元素，适当输注丙种球蛋白及白蛋白

十、婴儿肝炎综合征

🖌 婴儿肝炎综合征概况

婴儿肝炎综合征，致病因素有多种；
肝脾肿大加黄疸，肝脏功能又受损；
利胆退黄护肝脏，对因治疗是根本。

表 11-12   婴儿肝炎综合征概况

婴儿肝炎综合征	基本要点
临床表现	①原因往往是生理性黄疸持续不退或退而复现 ②尿色呈黄色或深黄色，大便由黄转为深黄，也可能发白 ③体检有肝脾大

婴儿肝炎综合征	基本要点
辅助检查	①全血常规：细菌感染时 WBC 增高，伴有中性粒细胞增高并核左移；CMV 感染，可见单个核细胞增多、血小板减少等 ②肝功能试验：结合胆红素及未结合胆红素均有增高；甲胎蛋白持续增高提示肝细胞有破坏；谷丙转氨酶升高；肝细胞合成功能的指标、凝血因子和纤维蛋白原等会降低 ③病原学检查：肝炎病毒、CMV、EBV、HSV、风疹病毒、HIV 等检查；弓形虫、梅毒螺旋体检查；血培养、中段尿培养 ④遗传代谢、内分泌疾病：可行相关方面检查 ⑤影像学检查：腹部肝胆脾 B 超、肝 CT 或肝胆磁共振胆管成像（MRCP）检查等 ⑥肝胆核素扫描：先天性胆道闭锁时肠道内始终无放射性特征出现 ⑦胆汁引流：做胆汁常规、细菌培养，行胆汁胆红素、胆汁酸检查 ⑧肝活组织病理检查：经腹腔镜检查或皮肝穿刺获取活体组织标本
治疗	首先是针对原发病的治疗，即对因治疗，其次包括： ①利胆退黄 ②护肝、改善肝细胞功能 ③必要的支持疗法，低蛋白血症补充白蛋白；凝血因子缺乏时可用维生素 K_1 或凝血酶原复合物 ④胆汁分流术及肝移植术

第十二章　呼吸系统疾病

一、小儿呼吸系统的解剖、生理、免疫特点和检查方法

婴儿幼儿呼吸系，解剖生理有特征；

各部发育未成熟，相应炎症易发生；

临床检查要注意，特有症状和体征。

表 12-1　婴幼儿呼吸系统的解剖特点

项目	组成	婴幼儿特点（与成人相比）	常见病及特点
上呼吸道	鼻	鼻腔短小、鼻道窄	感染时易堵塞导致呼吸困难
	鼻窦	上颌窦、筛窦：出现早，但较小 下颌窦、蝶窦：2～4岁出现	鼻窦炎，好发于学龄前期
	鼻泪管	短、开口近内眦、瓣膜发育不全	鼻腔炎症经鼻泪管易波及结膜炎
	咽鼓管	短、直、宽、平	鼻咽炎症经咽鼓管易致中耳炎
	咽部	年长儿扁桃体发育达高峰	扁桃体炎，易吞咽困难，腺样体肥大，易打鼾
	喉	喉腔窄、声门小、软骨软	喉炎，易声嘶、喉梗阻
下呼吸道	气管、支气管	气管、支气管	短、窄、软，清除能力差
	肺	肺泡少而小、间质发育旺盛	感染，易导致堵塞、间质炎症等
胸廓	骨性支架、膈肌	短小、膈肌位置高、肌力差	呼吸困难、纵隔移位、胸廓畸形

表 12-2　小儿呼吸系统的生理特点

生理特点	基本要点
呼吸频率与节律特点	年龄越小，频率越快；新生儿和婴儿早期呼吸节律不齐
呼吸型的改变	婴幼儿呈腹式呼吸，年长儿呈胸腹式呼吸，7岁后接近成人
呼吸功能特点	①肺活量：小儿为 50～70mg/kg，年龄越小呼吸储备量也越小 ②潮气量：小儿为 6～10mg/kg，年龄越小潮气量也越小 ③气道阻力：小儿气道管径小，气道阻力大于成人

表 12-3　小儿呼吸系统的检查方法

检查方法	基本要点
体格检查	
呼吸频率改变	呼吸频率增快是呼吸困难的第一征象，是儿童肺炎的主要表现。呼吸频率减慢或节律不规则是危险征象。呼吸急促诊断标准：< 2 月龄，呼吸 ≥ 60 次 / 分；2 ~ 12 月龄，呼吸 ≥ 50 次 / 分；1 ~ 5 岁，呼吸 ≥ 40 次 / 分
发绀	是缺氧的重要表现
吸气时胸廓凹陷	吸气时胸骨上、下，锁骨上窝及肋间隙软的组织凹陷，称为"吸气性凹陷"，与上呼吸道梗阻或严重的肺部病变有关
吸气喘鸣和呼气喘息	上呼吸道梗阻常出现吸气喘鸣伴吸气延长；下呼吸道梗阻常出现呼气哮鸣伴呼气延长
肺部听诊	哮鸣音提示细小支气管梗阻，呼气相明显，不固定的中粗湿啰音提示支气管分泌物增多，吸气相明显；固定细湿啰音提示肺泡内存有分泌物。常见于肺炎，深吸气末明显
其他	呻吟、鼻翼扇动、口吐白沫提示呼吸困难。杵状指常见于支气管扩张和慢性肺炎的患儿
血气分析	反映气体交换和酸碱平衡
其他	胸部影像学、儿童支气管镜、肺功能检查

二、急性上呼吸道感染

> 发热流涕加咳嗽，头痛泻吐痛脐周；
>
> 咽部充血肺无异，白 C 高低都可有；
>
> 对症退热与镇静，青红螺旋新诺明；
>
> 鼻塞收敛药滴鼻，银翘维 C 感冒灵。

表 12-4　急性上呼吸道感染（上感）

上感	基本要点
临床表现	
一般类型的急性上呼吸道感染	症状 ①局部症状：流涕、鼻塞、喷嚏、干咳、咽部不适、咽痛等，多在 3 ~ 4 天内消失 ②全身症状：发热、头痛、乏力、烦躁、全身不适等 ③消化道症状：呕吐、腹泻、腹痛、食欲缺乏等。腹痛多在脐周，呈阵发性，无压痛，可能与肠痉挛有关；持续性腹痛多为并发急性肠系膜淋巴结炎 体征：咽部充血、扁桃体肿大，肠道病毒感染者可见皮疹。偶见下颌和颈部淋巴结肿大

续表

上感	基本要点
特殊类型的急性上呼吸道感染	见表 12-5
并发症	①炎症扩散：中耳炎、鼻窦炎、咽后壁脓肿、扁桃体周围脓肿、颈淋巴结炎、喉炎、支气管炎和肺炎等 ②免疫损伤：急性肾小球肾炎、风湿热、类风湿等结缔组织病
实验室检查	①血液分析：白细胞计数、中性粒细胞和淋巴细胞比例对区分病毒或细菌感染有一定作用 ②病毒分离和血清学检查：检出病毒 DNA、相关抗原或抗体可明确感染源；C 反应蛋白（CRP）和前降钙素原（PCT）升高提示细菌感染 ③咽拭子培养＋敏感药：可发现致病菌，并指导用药
治疗	①一般治疗：多休息、多饮水、多通风 ②抗感染治疗：抗病毒治疗，继发细菌感染者可选用抗生素治疗 ③对症治疗：包括降温、镇静及其他，如鼻塞严重者可局部给予收敛药，咽痛明显者可给予咽喉含片等

表 12-5　特殊类型的急性上呼吸道感染

特殊类型	疱疹性咽峡炎	咽结合膜热
病原体	柯萨奇病毒 A 组	腺病毒 3、7 型
好发时间	夏秋季	春夏季，呈散发或小范围内流行
症状	高热、咽痛、流涎、厌食、呕吐等	高热、咽痛、结膜炎，可伴有消化道症状
体征	咽部充血，在咽腭弓、软腭、悬雍垂的黏膜上可见灰白色小疱疹，周围有红晕，1、2 天后破溃形成小溃疡	咽部充血，可见白色点状分泌物，周围无红晕，易剥离；有滤泡性结膜炎，可伴有球结膜充血，颈部和耳后淋巴增大
病程	1 周左右	1～2 周

三、急性感染性喉炎

咳嗽类似犬吠样，声嘶喉鸣吸气难；

祛痰镇静抗感染，重者激素加吸氧。

表 12-6　急性感染性喉炎的概况

项目	基本要点
临床表现	①临床特征：发热、犬吠样咳嗽、声嘶、吸气性喉鸣。体检可见三凹征，咽部和喉部充血。严重者可有发绀、烦躁、面色苍白、心率增快 ②临床分度：根据临床表现可把喉梗阻分为 4 度，见表 12-7

续表

项目	基本要点
治疗	①一般治疗：使呼吸通畅，缺氧者给予吸氧 ②控制感染：应用抗病毒或细菌的药物 ③激素治疗：根据病情给予口服或雾化吸入糖皮质激素，减轻喉头水肿，Ⅱ度以上喉梗阻应静脉用糖皮质激素 ④对症治疗：祛痰、镇静（不宜使用氯丙嗪和吗啡）等 ⑤气管切开：经治疗仍有严重缺氧或Ⅲ度以上喉梗阻者，应及时行气管切开

表 12-7　喉梗阻的分度

分度	表现
Ⅰ度	活动后出现喉鸣和呼吸困难，肺部呼吸音和心率无改变
Ⅱ度	安静时出现喉鸣和呼吸困难，肺部可闻及喉传导音或管状呼吸音，心率增快
Ⅲ度	除上述表现外，还可出现烦躁、发绀、怒视、惊恐、冒汗等缺氧表现，肺部呼吸音降低，心率增快、心音低钝
Ⅳ度	渐显衰竭，表现为昏睡、呼吸无力，三凹征可不明显，面色灰白、呼吸音消失，仅有气管传导音，心律失常，心音钝而弱

四、急性支气管炎

感冒之后有咳嗽，先为干咳后痰喘；

双肺粗糙呼吸音，消炎祛痰和平喘。

表 12-8　急性支气管炎的概况

急性支气管炎	基本要点
病因	为各种病毒、细菌或混合感染
临床表现	多数先有上呼吸道感染症状，后出现咳嗽。先为干咳，后有痰，有时喘息，多无全身表现，重者可有发热、呕吐、腹泻等表现
体征	双肺呼吸音粗糙，可有不固定的散在干性啰音或粗中湿啰音
治疗	一般治疗：同上呼吸道感染 对症治疗：祛痰、平喘、抗过敏，不用镇咳药以免痰堵

五、毛细支气管炎

喘息气促三凹症，婴儿幼儿常发病；

感染病毒支原体，消炎吸氧抗喘憋。

表 12-9 毛细支气管炎的概况

毛细支气管炎	基本要点
临床表现	①好发人群：婴幼儿，以6月龄内为主 ②突出表现：喘息、肺部哮鸣音 ③主要表现：阵发性下呼吸道梗阻，出现呼气性呼吸困难，呼气相延长伴喘鸣；有缺氧表现 ④体格检查：发热、心率增快，呼吸浅快，鼻翼扇动和三凹征，发作时呼气相可闻及哮鸣音、中细湿啰音，肺部叩诊呈过清音
辅助检查	①实验室检查：血液分析大部分正常，鼻咽拭子或分泌物病毒检测常可发现病原体，血气分析可有缺氧和二氧化碳潴留 ②影像学检查：X线片可见肺气肿、肺不张、支气管周围炎和肺纹理增粗
诊断与鉴别诊断	根据年龄特点，以及喘息和哮鸣音等典型表现，一般诊断不难，但需与婴幼儿哮喘鉴别。婴儿的第1次感染性喘息发作即为毛细支气管炎；但若发作3次以上，应考虑婴幼儿哮喘的可能
治疗要点	主要为氧疗，控制喘憋，病原治疗

六、支气管哮喘

支气管哮喘的诊断

阵发咳嗽和喘息，夜间清晨最为重；

呼吸困难伴喘鸣，反复弥漫可逆性；

分期诊断定缓急，急慢发作3期分。

表 12-10 支气管哮喘的诊断

支气管哮喘	基本要点
危险因素	吸入或进食过敏原、呼吸道感染、强烈的情绪变化、运动和过度通气，吸入冷空气、药物、职业粉尘及气体
临床表现	阵发性咳嗽和哮喘，以夜间和清晨为著。发作时呼吸困难、呼气延长伴喘鸣声。重者端坐呼吸、恐惧不安、面色青灰、大汗淋漓。检查可见桶状胸、三凹征、满肺哮鸣音。严重者因气道广泛堵塞，哮鸣音反而消失，称为"闭锁肺"，是哮喘最危险的体征。此外，肺部可有粗湿啰音。间歇期可无任何症状和体征
辅助检查	①肺功能：适用5岁以上患儿 ②胸部X线检查：急性期可正常或呈间质改变，可有肺气肿和肺不张 ③过敏原测试：排查常见物质过敏与否 ④其他：呼出气一氧化氮（eNO）浓度测定和诱导痰技术等
诊断标准	见表12-11，诊断流程见图12-1

续表

支气管哮喘	基本要点
分期及病情评价	①急性发作期：出现喘息等症状，根据严重程度可分为轻、中、重3度 ②慢性持续期：无急性发作，但在较长时间内不同频率和（或）不同程度地出现症状。可根据病情严重程度分级或控制水平分级，指导治疗方案的调整 ③临床缓解期：经过或未经治疗，症状和体征消失，肺功能（FEV_1 或 PEF）≥80%预计值，并维持超过3个月

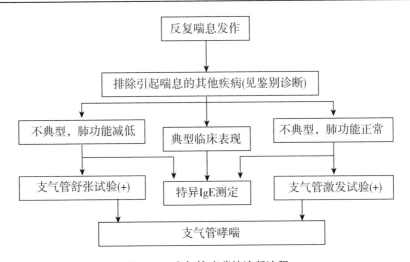

图 12-1 支气管哮喘的诊断流程

表 12-11 支气管哮喘的诊断标准

诊断标准	说明
儿童哮喘诊断标准	符合以下第①至④条或第④⑤条者，可诊断为哮喘 ①反复咳嗽、喘息、气促、胸闷，常与接触变应原、冷空气、物理或化学性刺激、呼吸道炎症及运动等有关，一般在夜间和（或）清晨发作或加重 ②发作时两肺可闻及散在或弥漫的、以呼气相为主的哮鸣音，呼气相延长 ③上述症状和体征经抗哮喘治疗后有效或能自行缓解 ④应排除其他疾病引起的咳嗽、喘息、气促和胸闷 ⑤临床表现不典型者（如无明显喘息或哮鸣音），应至少具备以下1项：a.支气管激发或运动激发试验阳性。b.存在可逆性气流受限，支气管舒张试验阳性，β_2受体激动药吸入15分钟 FEV1 增加≥12%；抗哮喘治疗有效，使用支气管舒张药口服（或吸入）糖皮质激素治疗1～2周后 FEV1 增加≥12%。c.PEF 每日变异率（连续监测1～2周）≥20%
咳嗽变异型哮喘诊断标准	以下①至④项为基本条件 ①咳嗽持续>4周，以干咳为主，一般在夜间和（或）清晨发作或加剧 ②无感染临床表现或经较长时间抗生素治疗无效 ③抗哮喘药物诊断性治疗有效 ④排除其他病因引起的慢性咳嗽 ⑤支气管激发试验阳性和（或）PEF 每日变异率（连续监测1～2周）≥20% ⑥本人或一级、二级亲属有特应性疾病史或变应原测试阳性

🐦 支气管哮喘的治疗

治疗方案个体化，规范持续和长期；

控制炎症缓症状，各有药物多类型；

急性抗炎和平喘，长期坚持治慢性。

表 12-12　支气管哮喘的治疗

治疗	基本要点
治疗目标	①有效控制急性发作症状，维持最轻甚至无症状 ②防止症状加重或反复发作 ③尽力维持肺功能在正常或接近正常水平 ④防止发生不可逆的气流受限 ⑤保持正常活动能力 ⑥避免药物不良反应 ⑦防止因哮喘而死亡
治疗原则	长期、持续、规范及个体化治疗。急性发作期以抗炎、平喘为主，以便快速缓解症状；慢性持续期坚持长期抗炎．减轻气道反应性，防止气道重塑，避免危险因素和自我保健
药物分类	①缓解药物：能快速缓解支气管收缩及其他伴随急性症状，用于急性发作期，包括：吸入型速效 β_2 受体激动药；全身性糖皮质激素；抗胆碱能药物；口服短效 β_2 受体激动药；短效茶碱 ②控制药物：能抑制气道炎症，需长期使用，用于哮喘慢性持续期，包括：吸入型糖皮质激素（ICS）；白三烯调节剂；缓解茶碱；长效 β_2 受体激动药；肥大细胞膜稳定剂；全身性糖皮质激素
哮喘急性发作期的治疗	①β_2 受体激动药：吸入型速效 β_2 受体激动药（如沙丁胺醇或特布他林吸入剂）是缓解哮喘急性症状的首选药物。急性发作病情相对较轻时也可选择短期口服短效 β_2 受体激动药（如沙丁胺醇或特布他林片剂） ②糖皮质激素：病情较重的急性病例应给予泼尼松短程治疗（1～7 天），严重哮喘发作时应静脉给予甲泼尼龙或氢化可的松。病重者不能以吸入代替全身用药。不主张长期全身使用糖皮质激素治疗儿童哮喘 ③抗胆碱能药物：起效慢，作用弱，但不易耐药，不良反应少 ④短效茶碱：不单独用于治疗哮喘，常与其他药物联合应用
危重状态的处理	见表 12-13
慢性持续期的治疗	见表 12-14

表 12-13 哮喘危重状态的处理

哮喘危重状态的处理	说明
氧疗	
补液、纠正水和电解质及酸碱紊乱	
糖皮质激素	尽早全身性应用糖皮质激素
支气管舒张药应用	吸入型速效 β_2 受体激动药、氨茶碱静脉滴注、应用抗胆碱药物、肾上腺素皮下注射
镇静药	水合氯醛灌肠，慎用或禁用其他镇静药；插管时可用地西泮
抗菌药物	有下呼吸道细菌感染时适当使用
辅助机械通气指征	①持续严重的呼吸困难 ②呼吸音减低或几乎听不到哮鸣音和呼吸音 ③因过度通气和呼吸肌疲劳导致胸廓运动受限 ④意识障碍、烦躁或抑制，甚至昏迷 ⑤吸氧情况下发绀进行性加重 ⑥ $PaCO_2 \geqslant 65mmHg$

表 12-14 哮喘慢性持续期的治疗

哮喘慢性持续期的治疗	说明
吸入型糖皮质激素（ICS）	哮喘长期控制的首选药物，优点是通过吸入，药物直接作用于气管黏膜，局部抗炎作用强，全身不良反应少。常用的 ICS 有布地奈德、丙酸氟替卡松和丙酸倍氯米松
白三烯调节剂	如孟鲁司特、扎鲁司特等
缓释茶碱	
长效 β_2 受体激动药	如福莫特罗、美沙特罗、班布特罗及丙卡特罗
肥大细胞膜稳定剂	如色甘酸钠，常用于运动性哮喘
全身性糖皮质激素	一般在其他药物控制效果欠佳时短期使用
联合用药	对病情分级为中重度持续的哮喘提倡长期联合用药治疗，如 ICS 联合吸入型长效 β_2 受体激动药、ICS 联合白三烯调节剂或 ICS 联合缓释茶碱
特异性免疫治疗	

七、肺炎的分类

肺炎临床多类型，分类方法有 5 种；

病理病因和病程，还按病情地点分。

表 12-15　肺炎的分类

分类依据	说明
病理	大叶性肺炎、支气管肺炎和间质性肺炎
病因	病毒性肺炎、细菌性肺炎、支原体肺炎、衣原体肺炎、原虫性肺炎、真菌性肺炎、非感染性肺炎
病程	急性肺炎，病程<1个月；迁延性肺炎，病程1~3个月；慢性肺炎，病程>3个月
病情	轻症肺炎，仅呼吸系统受累，无全身中毒症状；重症肺炎，除呼吸衰竭外还有其他系统严重受累，全身中毒症状明显，甚至危及生命
发生地点	社区获得性肺炎（CAP），是指健康的儿童在医院外获得的感染性肺炎；医院获得性肺炎（HAP），是指入院48小时后或出院48小时内发生的肺炎

八、支气管肺炎

发热咳喘鼻翼扇，肺湿啰音唇发绀；

累及神经消化系，易发心衰要提防；

肺炎病原体多种，症状体征不一般。

表 12-16　支气管肺炎的临床表现及诊断

支气管肺炎	说明
病因	最常见为细菌或病毒感染，也可由两者混合感染
临床表现	
一般肺炎表现	①特点：2岁以下婴幼儿多见，起病急，多先有上呼吸道感染 ②症状：发热、咳嗽、气促为主 ③体征：发绀、呼吸增快、鼻翼扇动、吸气性凹陷、肺部湿啰音、肺实变
重症肺炎表现	除具有一般肺炎表现外，可发生多系统功能障碍 ①心血管系统：心肌炎、心包炎，甚至心力衰竭。肺炎合并心力衰竭表现：a.安静时呼吸频率>60次/分。b.安静时心率>180次/分。c.极度烦躁不安，明显发绀，面色苍白或发灰，指（趾）甲微血管再充盈时间延长。以上症状不能用发热、肺炎本身和其他并发症解释。d.心音低钝、奔马律，颈静脉怒张。e.肝迅速增大。f.少尿或无尿，眼睑或下肢水肿 ②神经系统：脑缺氧水肿、中毒性脑病及脑炎等表现 ③消化系统：纳差、呕吐、腹泻，甚至中毒性肠麻痹、应激性溃疡 ④抗利尿激素异常分泌综合征（SIADH）：血钠≤130mmol/L，血渗透压<275mmol/L；肾排钠增加，尿钠≥20mmol/L；皮肤弹性正常，无血容量不足的表现；尿渗透压高于血渗透压；肾功能正常；肾上腺皮质功能正常；ADH升高 ⑤DIC

续表

支气管肺炎	说明
辅助检查	①外周血检查：血分析、CRP 和 PCT 结果有利于区分细菌性或病毒性支气管肺炎 ②病原学检查：细菌培养和药敏试验，明确感染细菌和指导用药。病毒分离或抗原、抗体、基因检测，可确定感染病毒类型。对于支原体可用支原体冷凝集试验、培养或抗体、基因检测。衣原体可用分子生物学技术检测其特异性抗原、抗体或基因 ③胸部 X 线检查：早期肺纹理增强，透亮度减低；以后多见双下肺点状、斑片状或大片状阴影，可伴肺气肿或肺不张。可并发脓胸、脓气胸和肺大疱
不同病原体肺炎的鉴别	见表 12-17

表 12-17　不同病原体肺炎的特点比较

肺炎分类	好发人群	病理改变	症状	体征	实验室检查	X 线表现
呼吸道合胞病毒肺炎	1 岁以内	肺间质炎	发热、呼吸困难、喘憋等	发绀、鼻翼扇动、三凹征、哮鸣音、湿啰音	白细胞数多正常，以淋巴细胞为主	片状或斑片状阴影，肺纹理增多，可有肺气肿
肺炎链球菌肺炎	5 岁以下	支气管肺炎，大叶性肺炎	寒战、高热、胸痛、咳嗽、咳铁锈色痰、呼吸困难等	早期及实变期啰音不明显，消散期可闻及湿啰音	白细胞数、红细胞沉降率、CRP 和 PCT 升高	肺纹理增强，节段性或大片状实变阴影，少数可有肺大疱、胸腔积液
金黄色葡萄球菌肺炎	新生儿、婴幼儿	肺出血、坏死和脓肿形成	发热、咳嗽、咳脓痰或血痰、胸痛、呼吸困难，可有消化道症状等	体征出现早，可闻及中细湿啰音	白细胞增多，重者可出现白细胞减少	小片状实变阴影、肺脓肿、肺大疱、胸腔积液
革兰氏阴性杆菌肺炎	新生儿和伴有免疫缺陷的儿童	肺浸润、实变、出血坏死	发热、萎靡、嗜睡、咳嗽、呼吸困难等	面色苍白、发绀、湿啰音等	白细胞增高	可有肺段或大叶性实变影、肺脓肿等
肺炎支原体肺炎	学龄儿童和青年人	间质性肺炎	发热、刺激性咳嗽、重者可出呼吸困难、喘鸣	肺部体征多不明显，可有皮疹、血栓等肺外表现	白细胞多正常，红细胞沉降率增快	支气管肺炎、间质性肺炎、似大叶性肺炎均匀片状影、肺门影增粗

🔖 支气管肺炎的治疗

一般支持和营养，促炎吸收及祛痰；

有效安全抗感染，剂量疗程要恰当；

重症吸氧皮质素，生物制剂可用上；

处理各种并发症，并存疾病亦治疗。

表 12-18　支气管肺炎的治疗

治疗	基本要点
治疗原则	改善通气、控制炎症、对症治疗、防止和治疗并发症
一般治疗	环境适宜、补足营养、促进炎症吸收、防止交叉感染
抗感染	
抗菌药物治疗	①适应证：明确细菌感染或继发细菌感染 ②原则：a. 有效和安全是首要原则；b. 用抗生素前行细菌培养及药敏试验，根据结果指导用药，结果出来前根据经验用药；c. 尽量选择在肺组织中药物浓度高的药物；d. 轻症患儿尽量口服，重症或不能口服者可考虑胃肠外给药；e. 适当剂量，合适疗程；f. 重症者宜静脉联合用药 ③根据不同病原选择抗生素：a. 肺炎链球菌，青霉素敏感者首选青霉素或阿莫西林；青霉素低度耐药者仍可首选青霉素，但剂量要加大；耐药者首选头孢曲松、头孢噻肟或万古霉素；青霉素过敏者选用大环内酯类药。b. 金黄色葡萄球菌，甲氧西林敏感者首选苯唑西林钠或氯唑西林钠，耐药者选用万古霉素或连用利福平。c. 流感嗜血杆菌，首选阿莫西林 / 克拉维酸、氨苄西林 / 舒巴坦。d. 大肠埃希菌和肺炎克雷伯杆菌，不产超广谱 β 内酰胺酶（ESBLs）菌首选头孢他啶、头孢哌酮；产超广谱 β 内酰胺酶菌首选亚胺培南、美罗培南。e. 铜绿假单胞杆菌肺炎首选替卡西林 / 克拉维酸。f. 卡他莫拉菌，首选阿莫西林 / 克拉维酸。g. 肺炎支原体和衣原体，首选大环内酯类抗生素如红霉素、罗红霉素及阿奇霉素 ④时间：一般持续用药至体温正常后 5 ～ 7 天，症状、体征消失后 3 天停药。支原体肺炎至少使用 2 ～ 3 周，葡萄球菌肺炎体温恢复后 2 ～ 3 周停药，总疗程 ≥ 6 周
抗病毒治疗	如利巴韦林、α- 干扰素、奥司他韦等（利巴韦林仅用于呼吸道合胞病毒所致肺炎）
对症治疗	①氧疗 ②气道管理：翻身、拍背、通畅呼吸、雾化吸入祛痰、吸痰等 ③腹胀治疗：维持钾平衡，缺氧中毒性肠麻痹者给予禁食、胃肠减压或适当给予酚妥拉明 ④其他：降温、镇静等
糖皮质激素治疗	①作用：减少炎症渗出、解除支气管痉挛、改善血管通透性和微循环，降低颅内压 ②指征：严重喘憋或呼吸衰竭；全身中毒症状明显；合并感染中毒性休克；出现脑水肿；胸腔短期有大量渗出液
并发症及治疗	①肺炎合并心力衰竭：吸氧、镇静、利尿、强心和应用血管活性药物 ②肺炎合并缺氧中毒性脑病：脱水疗法、改善通气、扩血管、止痉、糖皮质激素和促进脑细胞恢复 ③ SIADH 的治疗：限水、补钠 ④脓胸和脓气胸治疗：及时穿刺引流和胸腔闭式引流 ⑤并存佝偻病、贫血和营养不良者分别补充所缺营养物质
生物制剂	重症患儿酌情给予血浆、丙种球蛋白和抗病毒抗体治疗

第十三章　心血管系统疾病

一、出生后血液循环的改变

生后血循有变化，导管圆孔均闭合；

气体交换肺循环，动静脉血不混合；

肺循环的阻力低，左心室为高负荷。

表 13-1　胎儿及新生儿循环的转换

胎儿期	出生后
由母体循环完成气体交换	由肺循环完成气体交换
多为混合血，心、脑、上半身血氧含量高于下半身	静脉血与动脉血分开
卵圆孔、动脉导管、静脉导管开放	卵圆孔、动脉导管、静脉导管闭合
肺动脉压与主动脉压相似，肺循环阻力高	肺动脉压下降，肺循环阻力低
右心室高负荷	左心室高负荷

二、先天性心脏病

活动气短并心悸，生后渐重现青紫；

X 线心电和 B 超，超声心动图可示；

房缺室缺动脉窄，法洛四联管未闭；

心衰强心控感染，外科手术能根治。

表 13-2　常见的先天性心脏病的比较

	项目	房间隔缺损	室间隔缺损	动脉导管未闭	法洛四联征
分类		左向右分流			右向左分流
症状		一般情况下无青紫，某些原因导致肺动脉高压，右心压力超过左心压力时出现青紫 肺循环血量增加，易患肺炎 体循环血量减少，发育落后			青紫、蹲踞、晕厥、发育落后
心脏杂音 心脏体征	部位	LSB 第 2 肋间近胸骨旁	LSB 第 3～4 肋间	胸骨左缘上方	LSB 第 2～4 肋间
	时期	收缩期	收缩期	收缩期和舒张期	收缩期
	强度	Ⅱ～Ⅲ级	Ⅱ～Ⅳ级	Ⅱ～Ⅳ级	Ⅱ～Ⅳ级
	性质	喷射性吹风样	粗糙吹风样	机器样	喷射样
	传导	范围小	范围广	向颈部背部传导	范围广
	震颤	无	有	有	可有
	第二心音（P_2）	亢进，固定分裂	亢进或正常	亢进	减低

续表

项目		房间隔缺损	室间隔缺损	动脉导管未闭	法洛四联征
心电图		ICRBBB，右心室大	正常，左心室大或双心室大	左心室大，左心房可大	右心室大
X线检查	房室增大	右心房、右心室大	双心室大，左心房可大	左心室大，左心房可大	右心室大，心尖上翘呈靴形
	主动脉结	不大	不大	增大	不大
	动脉脉段	凸出	凸出	凸出	凹陷
	肺野	充血	充血	充血	清晰
	肺门舞蹈征	有	有	有	无
心脏超声	直接征象	房间隔回声中断	房间隔回声中断	主、肺动脉和降主动脉有交通支	室间隔回声中断，主动脉骑跨于室间隔上。RVOT狭窄，右心室壁、室间隔肥厚
	彩色多普勒	右心房于收缩期可见左心房分流过来的五彩相间的血流束	右心室于收缩期可见左心室分流过来的五彩相间的血流束	主、肺动脉内可见由降主动脉分流过来的五彩相间的血流束	收缩期见右心室向主动脉内分流的异常血流束
诊断流程		见图 13-1			
治疗		多需行外科手术修补治疗			

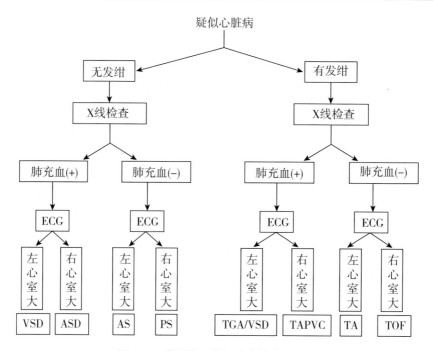

图 13-1　常见先天性心脏病的诊断流程

三、病毒性心肌炎

病毒性心肌炎的诊断

病前呼肠感染史，胸闷心悸与乏力；

心动过速心音弱，ST 下降 T 倒置；

血清酶高血沉快，病毒抗体高升起。

表 13-3　病毒性心肌炎的临床表现及诊断

病毒性心肌炎	基本要点
引起心肌炎的病毒	见表 13-4
发病机制及病理	见表 13-5
临床表现	（1）症状 ①前驱感染史：起病前 1～4 周 ②常见症状：乏力、心悸、活动耐力下降、面色苍白、头晕、心前区不适和胸痛 ③重症可暴发心源性休克、严重心律失常、阿 - 斯综合征发作、急性充血性心力衰竭，于数小时或数日内死亡或猝死 ④少部分患者呈慢性进程，演变为扩张型心肌病 （2）体征 ①心脏轻度扩大，心动过速或过缓，心律失常，心音低钝，偶尔闻及奔马律 ②充血性心力衰竭：心脏增大、肺底部可闻及细湿啰音、心动过速、奔马律、呼吸急促和发绀等，肝、脾肿大 ③心源性休克：有脉搏细弱、血压下降和面色青灰
临床分期	急性期：新发病、临床症状和检查发现临床症状轻重不一，病程多在 6 个月以内 恢复期：临床症状和客观检查好转，但尚未痊愈，病程一般在 6 个月以上 迁延期：症状反复，迁延不愈，病程一般在 6 个月以上 慢性期：进行性心脏增大，反复心力衰竭，病程一般在 1 年以上
辅助检查	①心电图：左心室肥大，ST-T 波改变及房室传导阻滞缺乏特异性，可见严重心律失常 ②X 线：左心室肥大，左心缘搏动减弱，肺纹理增多，无特异性 ③左心导管检查：左心室舒张压增高 ④选择性造影：左心室增大，室壁增厚及排空延迟 ⑤其他：血清磷酸激酶、乳酸脱氧酶等增高
诊断标准	见表 13-6

表 13-4　引起病毒性心肌炎的病毒

分类	病毒
RNA 病毒	
肠道病毒	柯萨奇病毒 A、B 型，埃可病毒，脊髓灰质炎病毒
鼻病毒	鼻病毒
正黏病毒	流感病毒 A、B 型
副黏病毒	腮腺炎病毒、麻疹病毒、副流感病毒、合胞病毒
披膜病毒	登革热病毒、黄热病病毒、出血热病毒、风疹病毒
弹状病毒	狂犬病毒
沙粒病毒	淋巴细胞脉络丛脑膜炎病毒
DNA 病毒	
腺病毒	腺病毒
疱疹病毒	单纯疱疹病毒 I、II 型，水痘 - 带状疱疹病毒，巨细胞病毒，EB 病毒
其他病毒	肝炎病毒

表 13-5　病毒性心肌炎的发病机制及病理改变

项目	基本要点
发病机制	①病毒直接作用：直接侵袭和大量复制，心肌损害和心功能降低程度取决于病毒的毒力 ②免疫反应：局限心肌的损害程度和损伤范围，亦可引起心肌的持续损害
病理改变	①肉眼：心脏扩大，心肌松软，以左心室、室间隔受累为主，部分伴心包膜、心内膜受累 ②显微镜：心肌纤维、间质的单核、淋巴、粒细胞浸润 ③电镜：心肌细胞破碎、线粒体破坏，偶见病毒颗粒

表 13-6　中国儿童病毒性心肌炎诊断标准（1999 年修订）

临床诊断依据	病原学诊断依据	确诊依据
①心功能不全，心源性休克或心脑综合征 ②心脏扩大（X 线、超声心动图检查具有表现之一） ③心电图改变：以 R 波为主的两个或两个以上主要导联（I、II、AVF、V$_5$）的 ST-T 波改变持续 4 天以上伴动态变化，窦房、房室传导阻滞，完全性右或左束支传导阻滞，成联律，多形，多源，成对或并行性期前收缩（早搏），非房室结及房室折返引起的异位性心动过速，低电压（新生儿除外）及异常 Q 波 ④CK-MB 升高或心肌肌钙蛋白（cTnI 或 cTnT）阳性	①确诊指标：自患儿心内膜、心肌、心包（活检、病理）或心包穿刺液检查，发现以下之一者可确诊心肌炎由病毒引起 a. 分离到病毒 b. 用病毒核酸探针查到病毒核酸 c. 特异性病毒抗体阳性 ②参考依据：有以下之一者结合临床表现考虑心肌炎系病毒引起 a. 自患儿粪便、咽拭子或血液中分离到病毒，且恢复期血清同型抗体滴度较第 1 份血清升高或降低 4 倍以上 b. 病程早期患儿血中特异性 IgM 抗体阳性 c. 用病毒核酸探针自患儿血中查到病毒核酸	①具备临床诊断依据 2 项，临床诊断为心肌炎 ②发病的同时或发病前 1～3 周有病毒感染的证据支持诊断 a. 同时具备病原学确诊依据之一，可确诊为病毒性心肌炎 b. 具备病原学参考依据之一，可临床诊断为病毒性心肌炎 c. 凡不具备确诊依据者，应给予必要的治疗或随访，根据病情变化，确诊或排除心肌炎 d. 应排除风湿性心肌炎、中毒性心肌炎、先天性心脏病、自身免疫性疾病及代谢性疾病的心肌损害、甲状腺功能亢进症、原发性心肌病、原发性心内膜弹力纤维增生症、先天性房室传导阻滞、心脏自主神经功能异常、β 受体功能亢进及药物引起的心电图改变

🐾 病毒性心肌炎的治疗

避劳睡好防感冒，支持疗法与对症；

心肌营养要改善，常用药物有多种；

病毒唑及干扰素，拮抗病毒有作用；

皮质激素球蛋白，重症患者可选用。

表 13-7　病毒性心肌炎的治疗

治疗方案	具体措施
一般治疗	①卧床休息，限制体力活动：急性期为 2～3 个月，心脏扩大或心力衰竭患者应休息到心脏缩小至正常 ②饮食：应富有维生素、蛋白质，易于消化，少食多餐 ③镇静、吸氧
药物治疗	①抗病毒治疗：病毒唑、干扰素、牛磺酸等 ②改善心肌营养：1,6 二磷酸果糖（FDP）、磷酸肌酸钠、维生素 C、ATP、细胞色素 C、辅酶 A、肌苷、维生素 E、维生素 B_1、辅酶 Q_{10} ③丙种球蛋白：多用于重症、暴发性心肌炎 ④糖皮质激素：用于急性期并发心源性休克、完全性房室传导阻滞及严重心力衰竭 ⑤抗心力衰竭治疗：利尿药，扩血管药物，洋地黄（使用时减量 1/3～1/2，注意补充氯化钾） ⑥抗心律失常治疗：期前收缩（早搏）频繁，或有快速心律失常者用抗心律失常药 ⑦心源性体克治疗：肾上腺皮质激素；磷酸肌酸钠、FDP、维生素 C、多巴胺、多巴酚丁胺 ⑧中药
临时起搏器	三度房室传导阻滞伴有阿 - 斯综合征发作患者应及早安装临时起搏器

📖 感染性心内膜炎

诊断：原有心病加感染，发热贫血关节酸；

原病加重肝脾大，皮肤内脏栓塞泛。

治疗：应用有效抗生素，大量早期疗程足；

精心护理和支持，手术治疗放在后。

表 13-8　感染性心内膜炎的概况

感染性心内膜炎	基本要点
病因	见表 13-9
临床表现	①感染症状 a. 发热最常见。热型多变，以不规则者为最多，热程较长，伴有畏寒，个别无发热

感染性心内膜炎	基本要点
	b. 进行性贫血。全身乏力、盗汗、食欲缺乏、体重下降
	c. 关节痛、背痛和肌痛在起病时较常见，主要累及腓肠肌和股部肌肉，以及踝、腕等关节，也可呈多发性关节受累
	②心脏症状：固有的心脏病体征，杂音多变，或出现新的杂音。晚期可发生心力衰竭。可引起房室传导阻滞及束支传导阻滞
	③栓塞症状
	a. 皮肤及黏膜病损：在皮肤及眼结合膜、口腔黏膜成批出现瘀点，在手指、足趾掌面可出现稍高于表面的紫或红色的奥氏（Osler）结节，手掌或足部有小结节状出血点（Janewey 斑），无压痛
	b. 脑血管病损：脑膜脑炎、脑出血、脑栓塞、中心视网膜栓塞
	c. 肾栓塞：有肉眼或镜下血尿
	d. 肺栓塞：发病急，胸痛，呼吸困难，咳血，发绀或休克。梗死面积小时可无明显症状
	e. 其他：还可有冠状动脉栓塞、脾栓塞、肠系膜动脉栓塞、四肢动脉栓塞
实验室检查	①血培养：血细菌培养阳性是确诊感染性心内膜炎的重要依据 ②超声心动图检查：心内膜受损的超声心动图征象主要有赘生物、腱索断裂、瓣膜穿孔等。在小儿 IE 病例中，可见心内膜受损征象
诊断	见表 13-10
治疗	见表 13-11

表 13-9　感染性心内膜炎的病因

病因	临床要点
易感因素	①先天性心脏病（室间隔缺损、法洛四联征、动脉导管未闭、肺动脉瓣狭窄、主动脉瓣狭窄、主动脉瓣二叶畸形、房间隔缺损等） ②后天性心脏病（风湿性瓣膜病、二尖瓣脱垂综合征） ③植入人工瓣膜、管道或修补材料
病原体	①草绿色链球菌、葡萄球菌为常见菌 ②白色葡萄球菌、肠球菌、革兰氏阴性菌或真菌的比例明显增高 ③两种细菌的混合感染时有发现
诱发因素	①矫治牙病和扁桃体摘除术 ②心导管检查、介入治疗、人工瓣膜置换、心内直视手术 ③长期使用抗生素、糖皮质激素和免疫抑制药

表 13-10　小儿感染性心内膜炎的诊断标准

（2004 年试行草案，中华医学会儿科学分会心血管学组）

临床指标		病理学指标	诊断依据
主要指标	次要指标		
①血培养阳性：分别 2 次血培养发现相同的感染性心内膜炎常见的微生物（如草绿色链球菌、金黄色葡萄球菌、肠球菌等）②心内膜受累证据：应用超声心动图检查心内膜受累证据，有以下超声心动图征象之一：a. 附着于瓣膜或瓣膜装置，或心脏、大血管内膜，或置人工材料上的赘生物；b. 心内脓肿；c. 瓣膜穿孔、人工瓣膜或缺损补片有新的部分裂开、腱索断裂	①易感染条件：基础心脏疾病、心脏手术、心导管术，或中心静脉内插管②较长时间的发热（≥38℃），伴有贫血③原有心脏杂音加重，出现新的反流杂音，或心功能不全④血管征象：重要动脉栓塞、脓毒性肺梗死或感染性动脉瘤；瘀斑、脾大、颅内出血、结膜出血、镜下血尿，或 Janeway 斑⑤免疫学征象：肾小球肾炎、Osler 结、Roth 斑，或类风湿因子阳性⑥微生物学证据：血培养阳性，但未符合主要指标中的要求	①赘生物（包括已形成的栓塞）或心内脓肿经培养镜检发现微生物②存在赘生物或心内脓肿，并经病理检查证实伴有活动性心内膜炎	①具备以下 5 项中的任何之一者可诊断为感染性心内膜炎：a. 临床主要指标 2 项；b. 临床主要指标 1 项、次要指标 3 项；c. 心内膜受累证据和临床次要指标 2 项；d. 临床次要指标 5 项；e. 病理学指标 1 项②有以下情况时排除感染性心内膜炎的诊断：a. 有明确的其他诊断解释临床表现；b. 抗生素治疗 ≤4 天后临床表现消失；c. 抗生素治疗 ≤4 天、手术或尸检无感染性心内膜炎的病理证据③临床上考虑感染性心内膜炎，但不具备确诊依据的仍应进行治疗，根据临床观察及进一步的检查结果确诊或排除感染性心内膜炎

表 13-11　感染性心内膜炎的治疗

治疗方案	具体措施
抗生素应用	①根据致病菌培养结果及对抗生素的敏感性选用杀菌药，如青霉素、头孢菌素、万古霉素等联合应用②剂量要大。按体外杀菌浓度的 4～8 倍给药③疗程要够。一般 4～8 周，停药 8 周后需复查血培养④尽早治疗。在连续血培养后即开始试验治疗，可联合应用两种不同抗菌谱的抗生素
一般治疗	①精心护理，足量热量供应②支持治疗：多次输新鲜血或血浆③丙种球蛋白
手术治疗	手术指征：①瓣膜功能不全引起中至重度心力衰竭②抗生素使用 1 周以上仍发热，赘生物增大③反复发生栓塞④真菌感染⑤瓣膜穿孔，破裂

🐟 心律失常

（一）窦性心律失常

心悸无力与头晕，听诊心音有变动；

心电特征定类型，明确病因与诱因。

表 13-12　窦性心律失常的诊断及临床意义

项目	诊断	临床意义
窦性心动过速	窦性心律超过以下范围： ＜1岁＞140次/分 1~6岁＞120次/分 ＞6岁＞100次/分	①生理性：精神紧张、运动、疼痛、恐惧、饮酒或咖啡等交感神经兴奋所致 ②病理性：发热、感染、出血、休克、心力衰竭、甲状腺功能亢进、嗜铬细胞瘤、不适当的窦性心动过速 ③药物：肾上腺素、异丙肾上腺素、去甲肾上腺素、麻黄碱
窦性心动过缓	窦性心律低于以下范围： ＜1岁＜100次/分 1~6岁＜80次/分 ＞6岁＜60次/分	①生理性：迷走张力增高，如呕吐、晕厥、屏气、胃扩张、颅内压高、腹痛、高血压及刺激迷走神经咽部、压迫眼球等 ②病理性：感染恢复期、甲状腺功能减退、病态窦房结综合征、高血钾、心肌病等 ③药物：洋地黄、普萘洛尔、苯妥英钠等
窦房传导阻滞	二度窦房结传导阻滞Ⅰ型 二度窦房结传导阻滞Ⅱ型	生理性：迷走神经张力增高 病理性：病态窦房结综合征、心肌疾病 药物：洋地黄中毒
病态窦房结综合征	①明显而持久的窦性心动过缓 ②频发的窦房阻滞 ③窦性停搏或静止窦房传导阻滞 ④缓慢逸搏心律，多为交界性逸搏心律 ⑤心动过速 ⑥心动过缓-心动过速综合征（慢-快综合征）	先天性心脏病、心肌病、心肌炎、手术创伤、Q-T间期延长综合征、先天性窦房结功能障碍等

（二）期前收缩

早搏之后长间歇，房性P早形异常；

逆行P波交界性，室性QRS波宽长；

代偿间歇可完全，利多卡因心得安；

药物治疗效不佳，射频消融方法好。

表 13-13 期前收缩的原因

诱因	临床要点
感染	病毒感染（如柯萨奇病毒、EB 病毒、腺病毒等）
心脏疾病	感染性心肌炎、心肌病、川崎病、缺血性心脏病、心力衰竭、先天性心脏病
缺氧	缺氧窒息、呼吸道梗阻、肺部实变性疾病及麻醉等
神经功能紊乱	自主神经功能紊乱、迷走或交感神经兴奋
检查	心导管检查及心脏手术
药物	洋地黄、奎尼丁、钾盐、拟肾上腺素能药物等
电解质紊乱	高血钾、低血钾、高血钙、低血钙、酸中毒等

表 13-14 期前收缩的分类及心电图特点

分类	心电图特点
房性	P′ 波提前，可与前一心动周期的 T 波重叠；P′R 间期在正常范围；期前收缩后代偿间歇不完全；QRS 波有 3 种形态： ①与窦性 QRS 波相同 ②伴有室内差异性传导，QRS 波变异 ③未下传的房性期前收缩（房性早搏）在异位 P′ 波后无 QRS 波
室性	QRS 波提前出现，其前无异位 P′ 波；QRS 波宽大畸形，时间延长（成人 > 0.12 秒，儿童 > 0.10 秒，婴儿 > 0.08 秒）；T 波与主波方向相反；期前收缩（早搏）后多伴有完全性代偿间歇
交界性	QRS 波提前，形态、时限与正常窦性基本相同；QRS 波前或后有逆行 P′ 波；代偿间歇多为不完全性

表 13-15 期前收缩的治疗

治疗方案	具体措施
治疗原发病	—
抗心律失常药	
室性期前收缩（室性早搏）	①无器质性心脏病，亦无明显症状的单发室性期前收缩（室性早搏），不必用抗心律失常药 ②无器质性心脏病，但室性期前收缩（室性早搏）频发引起的明显症状影响生活，室性期前收缩（室性早搏）为成对、短阵速者，可用 β 受体阻滞药，如普罗帕酮等 ③有器质性心脏病伴有轻度心功能不全者原则上仅处理基础心脏病，不必针对期前收缩（早搏）用药。但室性期前收缩（室性早搏）症状明显者可参考上述药物治疗 ④有器质性心脏病伴较重心功能不全，尤其室性期前收缩（室性早搏）成对、成串出现者，选用胺碘酮
房性期前收缩（房性早搏）	成对成串可用 β 受体阻滞药，伴心脏扩大或心功能下降者可加用洋地黄
射频消融术	用于药物治疗效果不佳、不愿接受长期药物治疗、病灶稳定的频发期前收缩（早搏），是目前有效的根治方法

（三）房室传导阻滞

心房兴奋难传室，阻滞程度分3度；

积极治疗原发病，药物无效安起搏。

表 13-16 房室传导阻滞的病因

病因	常见疾病
先天性	母系结缔组织病，先天性矫正型大动脉转位，房、室间隔缺损，先天性长 Q-T 间期综合征，左心房异构瘤，特发性疾病
获得性	肥厚型心肌病，各种类型肌营养不良，病毒性心肌炎，风湿热，感染，获得性长 Q-T 间期综合征，家族性自主神经异常
术后	心脏外科术后，导管消融术后
其他	迷走神经张力过高，电解质紊乱，药物作用

表 13-17 房室传导阻滞的分类

疾病分类		心电图特点
一度房室传导阻滞		①PR 间期延长 ②每个 P 波后，均有 QRS 波群
二度房室传导阻滞	Ⅰ型：文氏现象	①PR 间期逐渐延长，直至 P 波后不出现 QRS 波，PR 间期逐渐缩短 ②包含受阻 P 波的 PR 间期小于最短的两个 PR 间期的 2 倍
	Ⅱ型：莫氏Ⅱ型	①PR 间期固定，可正常或延长 ②QRS 波群有周期性脱漏 ③下传的 QRS 波群多呈束支传导阻滞图形
三度房室传导阻滞		①P 波与 QRS 波群相互无关 ②心房速率比心室速率快，心房心律可能为窦性或起源于异位 ③心室心律由交界区或心室自主起搏点维持

表 13-18 房室传导阻滞的治疗

治疗方案	具体措施
原发病治疗及药物治疗	
一度房室传导阻滞	应积极治疗病因
二度房室传导阻滞	应针对原发病。心室率过缓、心排血量减少时予阿托品、异丙肾上腺素
三度房室传导阻滞	有心力衰竭或发生阿-斯综合征者应积极治疗。由心肌炎或手术损伤引起者应用肾上腺皮质激素消除局部水肿，并应用阿托品、异丙肾上腺素
安装起搏器	①指征：反复发生阿-斯综合征，药物治疗无效或伴有心力衰竭者 ②方案：先安装临时起搏器，观察 4 周未恢复者，考虑安装永久起搏器

表 13-19　阵发性心动过速的概况

项目	阵发性室上性心动过速	阵发性室性心动过速
病因	可发生于先天性心脏病、预激综合征、心肌炎、心内膜弹力纤维增生症等疾病基础上，多数患儿无器质性心脏疾病。感染为常见诱因，也可因疲劳、精神紧张、过度换气、心脏手术时或手术后，心导管检查等诱发	可由心脏手术、心导管检查、严重心肌炎、先天性心脏病、感染、缺氧、电解质紊乱等引起。但不少病例病因不易确定
临床表现	①突然烦躁不安，面色青灰或灰白，呼吸增快，心率突然增快，160～300 次 / 分，多数＞200 次 / 分，年长儿可自诉心悸、心前区不适、头晕，少数可有短暂晕厥 ②听诊时第一心音强度完全一致，发作时心率较固定而规则等均为本病的特征 ③发作持续超过 24 小时者，容易发生心力衰竭	①与阵发性室上性心动过速相似，但症状比较严重 ②小儿烦躁不安、苍白、呼吸急促。年长儿可诉心悸、心前区疼痛，严重病例可有昏厥、休克、充血性心力衰竭者等 ③发作短暂者血流动力学改变较轻，发作持续 24 小时以上者可发生显著的血流动力学改变 ④体检发现心率增快，常在 150 次 / 分以上，节律整齐，心音可有强弱不等现象
心电图特征	①R-R 间期绝对匀齐，婴儿常 230～300 次 / 分，儿童常为 160～200 次 / 分 ②异位 P′ 波形态视激动起源部位而定，心率过快时，P′ 波与 T 波重叠不易辨认 ③QRS 波形态正常，少数合并差传或逆向性折返心动过速时 QRS 增宽 ④心动过速突然发作突然停止	①心室率常在 150～250 次 / 分，QRS 波宽大畸形，时限增宽 ②T 波方向与 QRS 波主波方向相反，P 波与 QRS 波之间无固定关系 ③QT 间期多正常，可伴有 QT 间期延长 ④心房率较心室率缓慢，有时可见到室性融合波或心室夺获
治疗	见表 13-20	见表 13-21

表 13-20　阵发性室上性心动过速的治疗

治疗方案	具体措施
兴奋迷走神经终止发作	
药物治疗	①洋地黄类药物：a. 适于病情较重，发作持续 24 小时以上，有心力衰竭表现者；b. 室性心动过速或洋地黄中毒引起的室上性心动过速禁用此药；c. 常用制剂有地高辛口服、静脉注射或毛花苷 C 静脉注射。一般采用快速饱和法 ②β 受体阻滞药：试用普萘洛尔，重度房室传导阻滞伴有哮喘症及心力衰竭者禁用 ③维拉帕米（异搏定）：为选择性钙离子拮抗药，疗效显著。不良反应：有明显负性肌力作用，忌与普萘洛尔联用 ④普罗帕酮（心律平）：为较强的钠通道阻滞药，疗效显著。不良反应较少，有头痛、头晕、恶心、轻度血压下降，加重心力衰竭，P-R 及 Q-T 间期延长

续表

治疗方案	具体措施
	⑤三磷腺苷（ATP）或腺苷：不良反应有面部潮红、胸闷、呼吸暂停、窦性停搏、房室传导阻滞等，持续时间＜1分钟，不处理可自行消失。病态窦房结综合征者禁用 ⑥胺碘酮：为广谱抗心律失常药物。碘过敏、甲状腺功能亢进者禁用
电学治疗	伴有血流动力学障碍或对药物疗效不佳者可选同步直流电复律，但洋地黄中毒或低血钾者禁用，或经食管心房调搏或经静脉插入起搏导管至右心房行超速抑制治疗；对发作频繁、药物难以满意控制者可采用射频消融治疗
射频消融术	对发作频繁、药物难以满意控制者可采用射频消融治疗

表 13-21　特殊类型

临床情况		具体措施
常规治疗		常用药物：利多卡因、普罗帕酮（心律平）、胺碘酮
特殊类型	特发性室速	①V_1导联QRS波呈右束支阻滞型，心电轴左偏（少数右偏），发生于左心室者，静脉注射维拉帕米（异搏定）或普罗帕酮（心律平）可终止发作 ②V_1导联QRS呈左束支阻滞型，电轴右偏，发生于右心室流出道，静脉注射普萘洛尔可终止 ③反复发作，有明显症状，药物治疗不能控制时，采用射频消融治疗
	伴有血压下降或心力衰竭者	首选同步直流电击复律
	多型性室速伴有Q-T间期延长	首选β受体阻滞药，禁忌Ia、Ic及Ⅲ类药物和异丙肾上腺素。后天性因素所致者，可选异丙肾上腺素，必要时试用利多卡因

心力衰竭

心力衰竭的诊断

心率 180 音变低，呼吸 60 出青紫；

尿少水肿静脉张，短期肝大 3 厘米。

表 13-22　心力衰竭的诊断

心力衰竭	基本要点
病因	见表 13-23
诱因	见表 13-24
病理生理	见图 13-2

续表

心力衰竭	基本要点
临床表现	
新生儿	嗜睡、淡漠、乏力、拒乳或呕吐等非特异症状
婴幼儿期	①起病较急，进展迅速，呈暴发型经过。突然呼吸困难，呼吸增快，50～100次/分，同时出现呕吐、烦躁、多汗，面色苍白或青紫，四肢发凉，心动过速 ②先天性心血管畸形，起病稍慢，喂养困难、体重不增、烦躁多汗、哭声弱、声嘶。安静时也有呼吸困难
年长儿	左心衰竭 ①呼吸困难为最早期症状，开始较轻，活动后出现，患儿活动受限，易疲劳，最后休息时也出现，呼吸快而浅，端坐呼吸 ②咳嗽、咯血，皮肤青紫，肺部可有喘鸣音或湿啰音 ③急性肺水肿，极度呼吸困难，端坐呼吸，皮肤苍白或发绀，唇发绀，四肢凉，脉搏快而弱或触不到，偶见交替脉，血压下降，心动过速有奔马律，双肺有喘鸣音及湿啰音，患儿频咳有血沫痰，严重者大量血沫性液体由口腔及鼻孔涌出 右心衰竭：食欲缺乏、恶心、呕吐，水肿，肝大常伴有上腹痛，黄疸，颈静脉怒张，尿少，并有轻度蛋白尿及少数红细胞
诊断标准	具备以下6项者考虑有心力衰竭 ①呼吸急促：突然加重婴儿＞60次/分 ②心动过速：婴儿＞180次/分；幼儿＞160次/分；不能用发热或缺氧解释 ③心音低钝或出现奔马律 ④烦躁、喂养困难、体重增加、尿少、水肿，已除外营养不良、肾阳等 ⑥肝大：婴幼儿在肋下≥3cm，儿童≥1cm；有进行性肝大或伴有触痛者更有意义

表 13-23 心力衰竭的病因

病因类型	具体疾病
心肌损害及缺血	心肌炎、心肌病、缺血性心脏病、川崎病、心内膜弹力纤维增生症、风湿性心脏病
心脏负荷过重	①压力负荷：高血压、肺动脉高压、主/肺动脉瓣狭窄、左/右心室流出道狭窄 ②容量负荷：心瓣膜关闭不全、先天性心脏病分流、动静脉瘘
心脏收缩不协调	心律失常、室壁瘤
心脏舒张受限	高血压、肥厚型心肌病、心脏压塞、缩窄性心包炎

表 13-24　心力衰竭的诱因

诱因	临床情况
感染	特别是呼吸道感染
贫血、营养不良、劳累和激动	加重心脏负担及损害心肌
治疗不当	停用洋地黄过早或洋地黄过量
钠摄入量过多	引起容量负荷增加
应用抑制心脏的药物	如普萘洛尔、普罗帕酮等

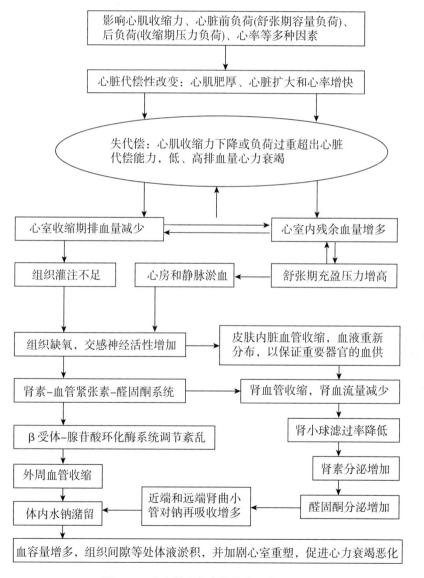

图 13-2　充血性心力衰竭的病理生理机制

心力衰竭的治疗

消除诱因早发现，针对病因莫太晚；

休息限盐抗感染，强心利尿扩血管，

儿茶酚胺开搏通，多种药物可用上。

表 13-25　心力衰竭的治疗

治疗方案	具体措施
一般治疗	避免烦躁哭闹；保持半卧位；限制入量；限盐，给予易消化及富于营养的食物，少量多餐；氧气吸入视呼吸困难程度作决定；保持大便通畅，并发细菌感染时使用合适的抗生素
洋地黄类	地高辛，采用每日维持量疗法。急性充血性心力衰竭、肺水肿、病情危急或昏迷、呕吐不能进食者静脉用药。如需要维持疗效，可于末次用药 12 小时后口服地高辛维持量（表 13-26）
利尿药	①急性左心衰竭、肺水肿：选用强利尿药呋塞米 ②慢性充血性心力衰竭：噻嗪类与保钾利尿药联合使用。可加用螺内酯
血管扩张药	①扩张静脉容量血管：硝酸甘油 ②扩张小动脉：酚妥拉明每次 0.1～0.3mg/kg，溶于 10～20ml 葡萄糖液内，于 10～15 分钟缓慢静脉注射，年长儿 1 次量不超过 10mg，必要时每隔 0.5～1 小时重复 1 次，或每分钟 1～2μg/kg 静脉滴注 ③扩张小动脉及静脉：硝普钠，每分钟 0.25～8μg/kg，从每分钟 0.25μg/kg 开始，逐渐增加用量，至临床症状改善，一般为每分钟 2.5μg/kg。停药时，应逐渐减量
磷酸二酯酶抑制药	①作用机制：增强心肌收缩力，同时扩张血管，减轻前、后负荷 ②常用药物：米力农，以每分钟 0.35μg/kg 的速度静脉滴注，维持 4～6 小时，连续用药最长不超过 72 小时
儿茶酚胺类药物	β- 肾上腺素能受体兴奋药如肾上腺素、异丙肾上腺素、多巴胺、多巴酚丁胺等，常用于紧急情况，尤其是心力衰竭伴有低血压、心脏术后低心排综合征时 ①多巴胺：用量开始宜小，为每分钟 1～2μg/kg，以后逐渐加大，可达每分钟 2～10μg/kg ②多巴酚丁胺：静脉滴注开始为每分钟 2～5μg/kg，逐渐增加至每分钟 10μg/kg ③异丙肾上腺素：用量为每分钟 0.05～0.5μg/kg，静脉滴注 ④肾上腺素：提高心脏指数及血压，用量为每分钟 0.05～1.0μg/kg，静脉滴注
血管紧张素转化酶抑制药	①卡托普利：又称开搏通、巯甲丙脯酸，口服用量为每日 0.5～1mg/kg，每日 2～3 次 ②血管紧张素转化酶抑制药：可与地高辛，利尿药联合应用，临床用于扩张型心肌病、瓣膜病变和左向右分流型先天性心脏病并发心力衰竭
改善心室舒张功能	①肥厚型心肌病：用 β 受体阻滞药或钙拮抗药，普萘洛尔每日 2～4mg/kg，分 3 次，异搏停每日 3～6mg/kg，分 3 次服，或硝苯吡啶、硫氮酮等。均应从小剂量开始，逐渐增加 ②限制型心肌病：用利尿药等对症治疗
其他药物	①肾上腺皮质激素：对急性左心衰竭及顽固性心力衰竭有肯定的疗效。短期应用，心力衰竭控制后即停药 ②极化液及能量合剂：可改善心肌代谢，作为辅助治疗

续表

治疗方案	具体措施
病因治疗	急性风湿热需用抗风湿药物如肾上腺皮质激素及阿司匹林；部分先天性心脏病可施行手术

表 13-26　洋地黄类药物的临床应用

洋地黄制剂	给药法	洋地黄化总量（mg/kg）	每日平均维持量	效力开始时间	效力最大时间	中毒作用消失时间	效力完全消失时间
地高辛（每片0.25mg）（0.5mg/2ml）	口服	< 2 岁 0.05 ~ 0.06 > 2 岁 0.03 ~ 0.05（总量不超过 1.5mg）	1/5 洋地黄化量，分 2 次服	2 小时	4 ~ 8 小时	1 ~ 2 天	4 ~ 7 天
	静脉	口服量的 1/2 ~ 2/3		10 分钟	1 ~ 2 小时		
毛花苷 C（0.4mg/2ml）	静脉	< 2 岁 0.03 ~ 0.04 > 2 岁 0.02 ~ 0.03		15 ~ 30 分钟	1 ~ 2 小时	1 天	2 ~ 4 天

心包炎

心前压痛可放射，听诊心包摩擦音；
超声心动可确诊，病理类型分 3 种；
心脏压塞应解除，病因治疗及对症；
非甾体药能镇痛，无效可用泼尼松。

表 13-27　心包炎的病因

病因类型	临床疾病
急性非特异性	最常见，病因未明
感染性	病毒性心包炎 ①常与病毒性心肌炎（尤其是柯萨奇病毒引起的心肌炎）并存 ②病变与特发性心包炎相似，常发生钙化，形成缩窄性心包炎 结核性心包炎 化脓性心包炎 支原体、衣原体、真菌、寄生虫、立克次体感染
自身免疫	风湿性心包炎、狼疮性心包炎、心包切开后综合征、药物性
肿瘤	原发性、继发性
代谢疾病	尿毒症、痛风。此型心包炎为纤维素性炎症
物理因素	外伤、放射性
邻近器官疾病	急性心肌梗死、胸膜炎、主动脉夹层、肺梗死

表 13-28　心包炎的临床表现

临床类型	具体表现
急性心包炎	主要症状 ①心前区疼痛：疼痛位于胸骨下段或心前区，向左肩及背部放射 ②心脏压塞：呼吸困难、面色苍白、乏力、发绀、肝大、水肿，甚至休克 ③邻近器官压迫症状：肺淤血，通气受阻，咳嗽和声嘶。食管受压可引起吞咽困难 ④全身症状：取决于原发疾病，如发热、心悸、乏力和出汗等 主要体征 ①心脏杂音：心前区、胸骨左缘第 3、4 肋间或胸骨下部闻及心包摩擦音 ②心包积液：心搏减弱或消失，心音遥远，心界向两侧扩大，并随体位而改变 ③心脏压塞表现：水肿、颈静脉怒张、肝 - 颈静脉回流征阳性、肝大、腹水及奇脉等
慢性心包炎 （缩窄性心包炎）	①症状：呼吸困难、心悸、腹胀、消瘦及体循环淤血征象 ②查体：心界正常或稍大、心尖搏动减弱或消失、心音轻而远，晚期可出现心律失常

表 13-29　心包炎的治疗

治疗方案	具体措施
一般治疗	①卧床休息；取半卧位，吸氧，胸痛明显者给予镇痛药，必要时使用可待因或哌替啶 ②给予高热量、高蛋白、高维生素易消化饮食 ③心功能不全及水肿者应予低盐饮食
病因治疗	①结核性心包炎：抗结核治疗，加用泼尼松以促进渗液的吸收，减少粘连 ②风湿性心包炎：加强抗风湿治疗 ③非特异性心包炎：对症治疗，症状较重者考虑给予皮质激素治疗 ④化脓性心包炎：除选用敏感抗菌药物外，在治疗过程中应反复抽取脓液，必要时可向心包腔内注入抗菌药物。如疗效不佳，应尽早施行心包腔切开引流术 ⑤尿毒症性心包炎：加强透析疗法改善尿毒症，同时服用吲哚美辛 ⑥放射损伤性心包炎：口服泼尼松，停药前逐渐减量，以防复发
激素治疗	对中毒症状明显、心包渗出液多者，给予糖皮质激素治疗
解除心脏压塞	大量渗液或有心脏压塞症状者，施行心包穿刺术抽液减压
手术治疗	①化脓性心包炎排脓不畅、粘连严重者考虑手术治疗 ②缩窄性心包炎患者及早行心包剥离术。手术应在心包感染被控制、结核活动静止时进行，并在术后继续用药 1 年

第十四章 泌尿系统疾病

一、儿童泌尿系统的解剖生理特点

婴儿幼儿泌尿系，结构发育未成熟；

排尿功能亦不足，钠水易失或潴留。

表 14-1 儿童泌尿系统的解剖生理特点

特点	基本要点
解剖特点	婴幼儿输尿管长而弯，易受压扭曲而致梗阻、尿潴留而诱发感染。女婴尿道短，外口暴露且接近肛门，易受细菌污染。男婴常有包茎，尿垢积聚易致上行性细菌感染
生理特点	新生儿肾小球滤过率低，早产儿更低，2 岁达成人水平。新生儿葡萄糖／氨基酸和磷的肾阈低，血浆醛固酮浓度较高，肾小管排钠能力较差，易致钠潴留和水肿。新生儿出生后头 10 天排钾能力较差，故血钾偏高。新生儿及幼婴儿浓缩尿液功能不足，易发生脱水甚至诱发肾功能不全；尿稀释功能接近成人，但肾小球滤过率较低，大量水负荷或输液过快时易出现水肿
	尿量：新生儿尿量 100～300ml/d，婴儿 400～500ml/d，幼儿 500～600ml/d，～5 岁为 600～700ml/d，～8 岁为 600～1000ml/d，～14 岁 800～1400ml/d，＞14 岁 1000～1600ml/d。新生儿尿量＜1.0ml/(kg·h) 为少尿，＜0.5ml/(kg·h) 为无尿。学龄儿童每日排尿少于 400ml，学龄前儿童少于 300ml，婴幼儿少于 200ml 为少尿；少于 50ml 为无尿
	尿液特点：正常婴幼儿尿液淡黄透明，受代谢产物尿色素的影响。出生后最初数日呈强酸性，后呈弱酸性，pH 为 5～7。新生儿尿渗透压平均 240mmol/L，尿比重 1.006～1.008；婴儿尿渗透压 50～600mmol/L，1 岁后接近成人水平；儿童 500～800mmol/L，尿比重 1.003～1.030。正常小儿尿蛋白含量 ≤100mg/$(m^2 \cdot 24h)$，随意尿蛋白 (mg/dl)／尿肌酐 (mg/d1) ≤0.2。尿蛋白含量＞150mg/d 或＞4mg/$(m^2 \cdot h)$ 或＞100mg/L 为异常
	正常新鲜离心尿沉渣镜检：红细胞＜3 个/HP、白细胞＜5 个/HP，偶见透明管型。12 小时尿细胞计数：红细胞＜50 万，白细胞＜100 万，管型＜5000 个为正常

二、儿童肾小球疾病的分类

肾小球病 3 类型，原发继发遗传性；

根据进程或病理，各类又分若干种。

表 14-2 中华医学会儿科学分会肾病学组关于儿童肾小球疾病的临床分类（2000 年）

（一）原发性肾小球疾病	
1. 肾小球肾炎	
（1）急性肾小球肾炎	①急性起病，多有前期感染，以血尿为主，伴有不同程度的蛋白尿，可有水肿、高血压或肾功能不全，病程多在 1 年内 ②急性链球菌感染后肾小球肾炎（APSGN）：有链球菌感染的血清学证据，起病 6～8 周内血补体低下 ③非链球菌感染后肾小球肾炎（non-APSGN）
（2）急进性肾小球肾炎	起病急，有尿改变（血尿、蛋白尿、管型尿）、高血压、水肿，并常伴有持续性少尿或无尿，进行性肾功能减退
（3）慢性肾小球肾炎	指病程超过 3 个月，或隐匿起病，有不同程度的肾功能不全或肾性高血压的肾小球肾炎
2. 肾病综合征	大量蛋白尿（尿蛋白 +++～++++；24 小时尿蛋白定量 ≥ 50mg/kg）；血浆白蛋白低于 30g/L；血浆胆固醇高于 5.7mmol/L；有一定程度的水肿。以上 4 项中以大量蛋白尿和低白蛋白血症为必要条件
（1）单纯型肾病	
（2）肾炎型肾病	凡具有以下 4 项之一或多项者 ①2 周内分别 3 次以上离心尿检查 RBC > 10 个 /HPF，并证实为肾小球源性血尿者 ②反复或持续高血压，并除外糖皮质激素等原因。学龄儿童 ≥ 130/90mmHg，学龄前儿童 ≥ 120/80mmHg ③肾功能不全，并排除由于血容量不足等所致 ④持续低补体血症
3. 孤立性血尿或蛋白尿	
（1）孤立性血尿	是指肾小球源性血尿，分为持续性和复发性
（2）孤立性蛋白尿	分为体位性和非体位性
（二）继发性肾小球疾病	
1. 紫癜性肾炎	
2. 狼疮性肾炎	
3. 乙肝病毒相关性肾炎	
4. 其他	毒物、药物中毒或其他全身性疾病所致的肾炎及相关性肾炎
（三）遗传性肾小球疾病	
1. 先天性肾病综合征	
（1）遗传性	是指在出生后 3 个月内发病，临床表现符合肾病综合征，可除外继发所致者（如 TORCH 或先天性梅毒感染所致等）
（2）原发性	芬兰型，法国型（弥漫性系膜硬化，DNS）
2. 遗传性进行性肾炎	是指出生后早期发生的原发性肾病综合征
3. 家族性良性血尿	即 Alport 综合征
4. 其他	如甲-膑综合征

注：2009 年中华医学会儿科学分会肾病学组修订儿童肾病综合征诊断标准为：①大量蛋白尿，1 周内 3 次尿蛋白定性 +++～++++，或随机或尿尿蛋白 / 肌酐（mg/mg）≥ 2.0；24 小时尿蛋白定量 ≥ 50mg/kg；②低蛋白血症，血浆白蛋白低于 25g/L；③高脂血症，血浆总胆固醇高于 5.7mmol/L；④不同程度的水肿。以上 4 项中以①和②为诊断的必要条件

三、急性肾小球肾炎

水肿血尿血压高，抗"O"阳性蛋白尿；

降压利尿抗生素，低盐饮食休息好。

表 14-3 急性肾小球肾炎的临床表现

急性肾小球肾炎	基本要点
临床表现	前驱感染：1～3 周前有呼吸道或皮肤感染，如咽炎见于发病前 6～12 天，皮肤感染见于发病前 14～28 天 典型表现 ①水肿：最常见，一般累及眼睑及面部，重者遍及全身，呈非凹陷性 ②血尿：多为肉眼血尿 ③蛋白尿 ④高血压 ⑤尿量减少 严重表现 ①严重循环充血：由于水钠潴留、血浆容量增加而出现循环充血，表现似心力衰竭 ②高血压脑病：由于脑血管痉挛或充血扩张而发生脑水肿，表现为头痛、呕吐、复视或一过性失明，甚至惊厥、昏迷 ③急性肾功能不全：疾病初期多见，一般持续 3～5 天 非典型表现 ①无症状性急性肾炎 ②肾外症状性急性肾炎 ③以肾病综合征为表现的急性肾炎
实验室检查	尿中可见大量红细胞，蛋白（+～+++），可有透明、颗粒或红细胞管型。外周血白细胞升高或正常，红细胞沉降率加快。血清 ASO 滴度增加，血清 C3 下降，至第 8 周恢复正常。明显少尿时血尿素氮和肌酐可升高
诊断及鉴别诊断	有前期链球菌感染史，急性起病，具备血尿、蛋白尿、水肿及高血压等特点，急性期血清 ASO 滴度升高，C3 降低，均可临床诊断急性肾炎。鉴别诊断见表 14-4
治疗	见表 14-5

表 14-4 急性肾小球肾炎的鉴别诊断

鉴别疾病	鉴别要点
其他病原体所致的感染后肾炎	根据原发感染灶及各自的临床特点相鉴别
IgA 肾病	以血尿为主要症状，表现为发作性肉眼血尿，多于上呼吸道感染后 24～48 小时出现血尿，多无高血压和水肿，血 C3 正常，确诊靠肾活体组织检查免疫病理学检查

续表

鉴别疾病	鉴别要点
慢性肾炎急性发作	既往肾炎史不详，无明显前驱感染，除有肾炎症状外，常有贫血、肾功能异常、低比重尿或固定低比重尿，尿改变以蛋白增多为主
原发性肾病综合征	根据患儿发病特点、是否存在链球菌感染证据、血C3变化及肾活体组织病理所见进行鉴别
特发性急进性肾炎	根据患儿发病特点、进展情况、肾功能及尿量变化及肾活体组织检查病理所见进行鉴别
继发性肾炎	根据患儿原发病临床表现及肾的病理所见进行鉴别

表 14-5　急性肾小球肾炎的治疗原则

治疗原则	基本要点
一般治疗	
卧床休息	卧床 2～3 周，直至肉眼血尿消失，血压正常可下床活动，红细胞沉降率正常可上学
饮食	水肿、高血压者限盐，氮质血症者限蛋白直至氮质血症消失，保证足够热量和维生素
对症治疗	利尿：呋塞米、氢氯噻嗪 降压：硝苯地平、卡托普利
感染性治疗	青霉素治疗 10～14 天，消除感染
并发症治疗	①循环充血：严格限制入水量；呋塞米等强效利尿；肺水肿同时可用硝普钠 ②高血压脑病：严密监测血压；控制血压（硝普钠静脉滴注）；镇静（抽搐者用地西泮）；降低颅内压（20% 甘露醇） ③急性肾衰竭：保持水、电解质和酸碱平衡；严格控制感染 ④以上病情严重且非手术治疗无效者，可采用透析治疗

四、肾病综合征

肾病综合征的临床表现

严重水肿高血脂，尿中大量蛋白质；

血浆蛋白数值低，临床表现 4 特征。

表 14-6 肾病综合征（NS）的临床表现及诊断

NS	基本要点
病理生理	基本病变是肾小球通透性增加，导致大量蛋白尿，而低蛋白血症、水肿、高脂血症及免疫功能低下、高凝状态、微量元素缺乏、小细胞低色素性贫血则是继发的病理生理改变（图 14-1）
临床表现	①大量蛋白尿 ②低蛋白血症 ③高脂血症 ④明显水肿 ①②项必备。学龄前儿童多发，3～5 岁为高峰。水肿最常见，始于眼睑，渐及全身，呈可凹性，可出现腹水、胸腔积液，常有尿量减少，大多血压正常，肾功能正常，晚期可有肾小管功能障碍
并发症	感染、电解质紊乱、低血容量性休克、血栓形成、急性肾衰竭及肾小管功能障碍
实验室检查	尿液分析 ①常规检查，尿蛋白定性（+++），部分有镜下血尿 ②蛋白定量：50mg/（kg·d）；尿蛋白／尿肌酐（mg/mg）；正常儿童上限为 0.2，肾病患者 ≥ 3.0 生化：血清白蛋白 ≤ 25g/L；胆固醇 > 5.7μmol/L 和三酰甘油升高，LDL 和 VLDL 增高；BUN、Cr 在肾炎性 NS 可升高，晚期可有肾小管功能损害 血清补体测定：肾炎性 NS 患儿补体可下降 系统性疾病的血清学检查：对血尿、补体减少并有临床表现的患儿要检测抗核抗体、抗 -dsDNA 抗体、Smith 抗体等 高凝状态和血栓形成的检查：凝血功能检测，对疑有血栓形成者可行彩色多普勒超声或数字减影血管造影 肾活检的指征： ①激素治疗耐药或频繁复发者 ②临床考虑肾炎性肾病或继发性肾病综合征者
诊断和鉴别诊断	临床上根据有无血尿、高血压、氮质血症和低补体血症，将原发性肾病综合征分为单纯性和肾炎性 NS 原发性 NS 需要与继发于全身性疾病（如系统性红斑狼疮、过敏性紫癜、乙肝、药物中毒）的肾病综合征相鉴别

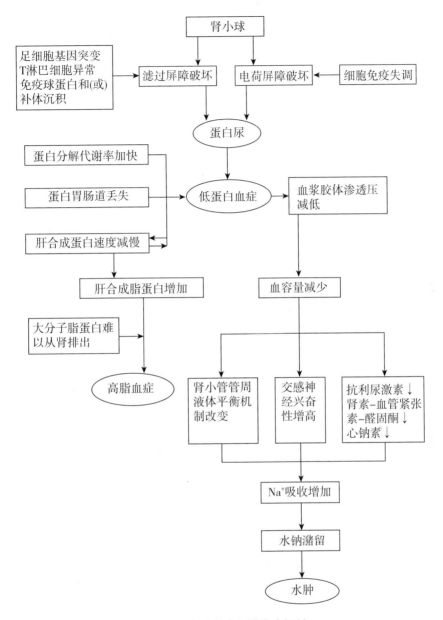

图 14-1　肾病综合征的发病机制

🔖 肾病综合征的治疗

低盐富纤优蛋白，激素、免疫均抗炎；

防治并发与对症，黄芪雷公均可选。

表14-7 肾病综合征的治疗

治疗	基本要点
一般治疗	①休息：高度水肿或并发感染、严重高血压者需卧床 ②饮食：低盐、限水、低蛋白饮食，应用激素者补充维生素 D 及钙剂 ③防治感染 ④利尿 ⑤健康教育
糖皮质激素	初治病例应尽早用泼尼松治疗 ①短程疗法：此法易复发，国内少用 ②中长程疗法：泼尼松 2mg/(kg·d)，最大剂量 60mg/d，分次服用。若 4 周内尿蛋白转阴，则转阴后至少巩固 2 周开始减量，改为隔日 2mg/kg 晨顿服，继用 4 周，以后每 2～4 周减总量 2.5～5mg，直至停药。疗程 6 个月（中程疗法）。若治疗 4 周尿蛋白未转阴者可继服至阴转后 2 周，一般不超过 8 周。以后改隔日继用 4 周，减量方法同上，疗程 9 个月（长程疗法） 复发和糖皮质激素依赖性肾病的其他激素治疗 ①调整激素剂量和疗程，查找有无感染或影响疗效的其他因素存在 ②更换糖皮质激素 ③甲基泼尼松龙冲击治疗 激素不良反应 ①代谢紊乱：库欣病貌、肌肉萎缩无力、伤口愈合不良、蛋白质营养不良、高血糖、尿糖、水钠潴留、高血压、尿中失钾、高尿钙和骨质疏松 ②消化性溃疡和精神欣快感、兴奋、失眠甚至精神病、癫痫发作等；白内障、股骨头坏死，高凝状态，生长停滞等 ③易感染或诱发结核活动 ④急性肾上腺皮质功能不全，戒断综合征
免疫抑制药	适用于频复发、激素依赖、耐药或有严重不良反应者。常用环磷酰胺，一般剂量为 2～2.5mg/(kg·d)，疗程 8～12 周，总量不超过 200m/kg。或冲击治疗，剂量 10～12mg/(kg·d)，连用 2 天，周为一个疗程。不良反应：白细胞减少、秃发、肝功能损害、出血性膀胱炎、性腺损害
抗凝及纤溶药物应用	肝素、尿激酶、双嘧达莫等
免疫调节剂	适用于常伴有感染、频繁复发或激素依赖者。左旋咪唑 2.5mg/kg，隔日用药，疗程 6 个月
血管紧张素转化酶抑制药	适用于伴有高血压者，常用卡托普利
中医药治疗	中药雷公藤总苷、黄芪等可调整人体免疫功能，降血脂、降低尿蛋白含量

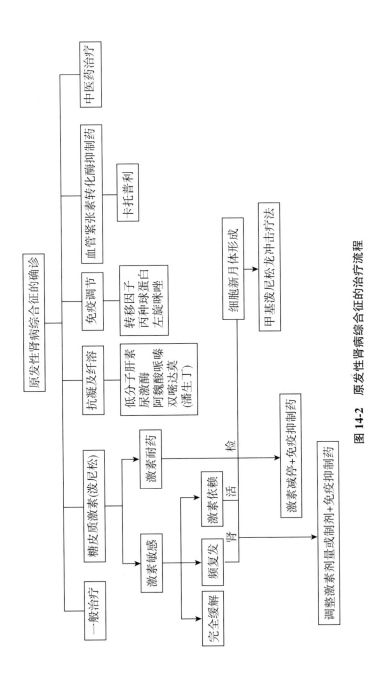

图 14-2　原发性肾病综合征的治疗流程

五、泌尿系感染

发热寒战刺激后，肾区叩痛神萎靡；

尿菌阳性有脓球，多饮多尿利冲洗；

抗菌连用一两周，慢性长程晚一次。

表 14-8　泌尿系感染的概况

泌尿系感染	基本要点
临床表现	急性泌尿道感染 ①新生儿：发热或体温不升、面色苍白、吃奶差、呕吐、腹泻等全身症状为主，可有生长发育停滞，体重增长慢，黄疸，甚至有嗜睡、烦躁、惊厥等神经系统症状 ②婴幼儿：以全身症状为主，发热最突出。尿路刺激症状可不明显，可有排尿时哭闹，尿布有臭味和顽固性尿布疹等 ③年长儿：上尿路感染以发热、寒战、腹痛等全身症状突出，常伴有腰痛和肾区叩击痛等，尿路刺激症状明显。下尿路感染可出现尿路刺激症状，尿液浑浊或血尿 （2）慢性泌尿系感染：病程迁延或反复，伴有贫血、消瘦、生长迟缓、高血压或肾功能不全 （3）无症状性菌尿：存在有意义菌尿，但无尿路感染症状，学龄女孩常见，常伴尿路畸形和既往有症状尿路感染史。病原体多数是大肠埃希菌
实验室检查	尿常规检查及细胞计数：①尿常规，清洁中段尿离心沉渣白细胞 ≥ 5 个 /HPF 疑为尿路感染。②测 1 小时尿白细胞排泄率，白细胞数 > 30×10^4/h 可疑尿路感染；< 20×10^4/h 可排除尿路感染 尿培养：是主要依据，于抗生素治疗前进行。①中段尿培养菌落数 ≥ 10^5/ml（确诊），< 10^5/ml（可疑），< 10^4/ml（污染）。粪链球菌菌落数在 10^3 ~ 10^4/ml 即可诊断。②耻骨上膀胱穿刺尿培养阳性即可确诊 （3）尿涂片法找细菌：油镜下每个视野 > 1 个细菌有诊断意义 （4）亚硝酸盐试纸条试验：阳性者有助诊断
影像学检查	目的：检出尿路畸形、了解慢性肾损害或瘢痕程度、辅助上尿路感染的诊断 方法：B 超排泄性膀胱尿路造影、^{99m}Tc-DMSA 肾皮质显像、核素造影等
诊断与鉴别诊断	凡具有真性菌尿者，即清洁中段尿定量培养菌落数 ≥ 10^5/ml 或球菌 ≥ 10^3/ml，或耻骨上膀胱穿刺尿定性培养有细菌生长，即确诊。完整的泌尿道感染诊断包括： ①是否存在泌尿道感染 ②本次感染系初次感染、复发或再次感染 ③尿细菌培养及药敏 ④有无尿路畸形 ⑤感染定位
治疗	见表 14-9

表 14-9　泌尿系感染的治疗

治疗	基本要点
治疗目的	控制症状、根除病原体，祛除诱因，预防再发
一般处理	①急性期卧床休息，饮水排尿，外阴清洁 ②鼓励进食，充足营养 ③对症治疗：对高热、头痛、腰痛的患儿予以解热镇痛药。对尿路刺激症状明显者可用阿托品、山莨菪碱等抗胆碱药物治疗或口服碳酸氢钠碱化尿液
抗生素治疗	原则： ①感染部位：对肾盂肾炎选血药浓度高的药物，对下尿路感染选择尿药浓度高的药物 ②感染途径：上行性首选磺胺类；全身症状明显或血源性多选用青霉素类、氨基糖苷类或头孢菌素类单独或联合治疗 ③根据尿培养及药敏结果选药 ④肾毒性小的药物 症状性 UTI 的治疗：对单纯性 UTI，初治首选阿莫西林 / 克拉维酸钾或复方磺胺甲噁唑（SMZCo），疗程为 7～10 天。对上尿路感染或尿路畸形患儿一般选用广谱或 2 种抗菌药，如头孢曲松或头孢噻肟，疗程为 10～14 天 无症状菌尿的治疗：一般无须治疗，合并尿路畸形或既往感染留有肾瘢痕者应抗菌治疗 1～2 周，继之予以小剂量抗菌药物预防 再发 UTI 的治疗：行尿培养后选用 2 种抗菌药物治疗 10～14 天，然后小剂量药物维持。适用于顽固性慢性膀胱炎经全身给药治疗无效者
膀胱内药液灌注治疗	适用于顽固性慢性膀胱炎经全身给药治疗无效者
积极矫治尿路畸形	

六、血尿

血尿镜下肉眼见，真性假性辨分明；

肾性或者非肾性，血尿来源要找寻。

表 14-10　血尿的病因及诊断

血尿	基本要点
病因	肾小球基膜完整性受损、肾小球毛细血管腔内压增高、尿道黏膜损伤、全身凝血机制障碍
临床分类	①肾疾病 ②尿路疾病 ③全身性疾病

续表

血尿	基本要点
诊断与鉴别诊断	真 / 假性血尿 排除假性血尿：①摄入大量人造色素（如苯胺）、食物（如蜂蜜、黑莓、甜菜）或药物（如大黄、利福平、苯妥英钠）等引起的红色尿；②血红蛋白尿或肌红蛋白尿；③卟啉尿；④初生新生儿尿内尿酸盐可使尿布呈红色；⑤血便或月经血污染 肾小球性 / 非肾小球性血尿：①尿沉渣红细胞形态学检查，若以异形红细胞为主（相差显微镜下＞30%）则提示为肾小球性血尿；以均一型为主者则提示非肾小球性血尿，血尿来源于肾盂、肾盏、输尿管、膀胱或尿道，多见于泌尿道感染、结石、结核、肿瘤、创伤等。②来源于肾小球的血尿常呈棕色、茶色，尿试纸蛋白检测＞100mg/dl；来源于下尿路的血尿常呈鲜红色、粉红色，可有血丝或血块，尿试纸蛋白检测＜100mg/dl。③尿检见红细胞管型和肾小管上皮细胞，表明血尿为肾实质性，多提示肾小球疾病
肾小球性血尿诊断步骤	①临床资料分析：见表 14-11 ②血和尿生化分析：见表 14-12 ③肾活检：有助于病因诊断
非肾小球性血尿诊断步骤	①尿 3 杯试验：第 2 杯红细胞增多为前尿道出血；第 3 杯则为膀胱基底部、前列腺、后尿道或精囊出血；3 杯均有出血，则为膀胱颈以上部位出血 ②临床资料分析：见表 14-13 ③辅助检查分析：见表 14-14
诊断流程	见图 14-3

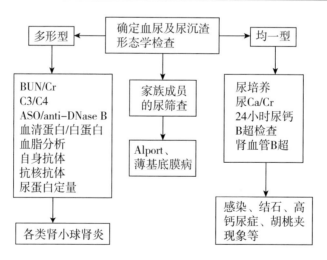

图 14-3　血尿的诊断流程

表 14-11　肾小球性血尿诊断的临床资料分析

伴随症状或体征	考虑疾病
水肿、高血压、管型尿、蛋白尿	原发或继发性肾小球疾病
高度水肿、大量蛋白尿	肾病综合征
新近有呼吸道 / 皮肤感染	链球菌感染后肾炎、IgA 时肾病
夜尿增多、贫血显著	慢性肾小球肾炎
听力异常	Alport 综合征
血尿家族史	薄基膜肾病
感觉异常	Fabry 病
肺出血	肺出血 - 肾炎综合征
紫癜	紫癜性肾炎

表 14-12　肾小球性血尿诊断的血和尿生化分析

实验室指标	考虑疾病
血 ASO 升高，伴有 C3 下降	急性链球菌感染后肾炎
血 HBsAg（+）和（或）HBeAg（+），肾组织中乙肝病毒抗原沉积	乙肝病毒相关性肾炎
血清补体持续性下降	原发性膜性增生性肾炎、狼疮性肾炎、乙肝病毒相关性肾炎、慢性肾炎
ANA、Anti-dsDNA、ANCA（+）	狼疮性肾炎
血清 IgA 增高	IgA 肾病
IgG、IgM、IgA 均增高	狼疮性肾炎、慢性肾炎
高分子蛋白尿为主	肾小球肾炎及肾病综合征
小分子蛋白尿为主	间质性肾炎

表 14-13　非肾小球性血尿诊断临床资料分析

伴随症状或体征	考虑疾病
尿路刺激征	泌尿系感染、肾结核
低热、盗汗、消瘦	肾结核
皮肤黏膜出血	出血性疾病
出血、溶血、循环障碍及血栓	DIC 或溶血尿毒综合征
肾绞痛或活动后腰痛	肾结石
外伤史	泌尿系统外伤
肾区肿块	系肿瘤或肾静脉栓塞
近期使用肾毒性药物	急性间质性肾炎
无明显伴随症状	左肾静脉受压综合征、特发性高钙尿症、肾微结石、尿路息肉、憩室等

表 14-14　非肾小球性血尿诊断的辅助检查分析

辅助检查	疾病
尿培养	泌尿道感染
尿培养、晨尿或 24 小时尿沉渣找抗酸杆菌	肾结核
全尿路 X 线片	泌尿系结石
静脉肾盂造影	肾盂肾炎
B 超或 CT	肾肿瘤、结石、囊肿、静脉血栓形成
彩色 Doppler 检查	左肾静脉受压综合征
测 24 小时尿钙＞ 4mg/kg，或尿钙 / 尿肌酐＞ 0.2	特发性高钙尿症
肾活检	不明原因的血尿

七、肾小管酸中毒

肾小管酸中毒的临床类型和表现

肾小管性酸中毒，临床分为 4 类型；
酸中毒属代谢性，容易并发佝偻病。

表 14-15　肾小管酸中毒的分型

分型		病变部位
肾小管酸中毒 -I 型	远端肾小管酸中毒	远端肾小管泌 H^+ 障碍，尿液不能酸化
肾小管酸中毒 -II 型	近端肾小管酸中毒	近端肾小管 HCO_3^- 重吸收障碍，尿液可酸化，通常同时发生肾小管多功能障碍
肾小管酸中毒 -III 型	混合型肾小管酸中毒	远、近端肾小管功能均有障碍
肾小管酸中毒 -IV 型	高钾型肾小管酸中毒	病变在远端肾小管和初段的集合管

表 14-16　远端、近端肾小管酸中毒的病因

项目	远端肾小管酸中毒	近端肾小管酸中毒
原发性	常染色体显性遗传、常染色体隐性遗传特发性	常染色体显性遗传、常染色体隐性遗传、X- 连锁遗传特发性
继发性	①肾盂肾炎、药物或中毒性肾病 ②结缔组织病，如干燥综合征、系统性红斑狼疮 ③内分泌疾病：如甲状腺功能亢进、甲状旁腺功能亢进 ④代谢性疾病：如肝豆状核变性、线粒体病 ⑤肾髓质囊性病、特发性高钙尿症	①重金属盐中毒、过期四环素中毒、干燥综合征、甲状旁腺功能亢进 ②代谢性疾病，如肝豆状核变性、半胱氨酸血症、半乳糖血症、范可尼综合征 ③肾髓质囊性变、多发骨髓瘤、高球蛋白血症

表 14-17 远端、近端肾小管酸中毒的临床表现

分型	慢性代谢性酸中毒表现	佝偻病表现
远端肾小管酸中毒	生长发育迟缓，营养不良；食欲缺乏、恶心、呕吐、多饮多尿，乏力、便干；可有周期性麻痹、四肢无力的表现。严重时有脱水、急性代谢性酸中毒表现；晚期患者可有慢性肾功能不全的表现	活动性佝偻病改变，可有骨痛、骨折、佝偻病表现
近端肾小管酸中毒	酸中毒及生长发育落后表现较肾小管酸中毒-Ⅰ型轻，可有其他近端小管重吸收功能障碍的表现	无明显佝偻病表现，可仅有骨质疏松改变

表 14-18 远端、近端肾小管酸中毒的辅助检查

分型	生化及血管	尿液	NH₄负荷试验	肾B超	骨X线片
远端肾小管酸中毒	高氯、低钾，低HCO_3^-血症，严重者可有肾功能不全；代偿性/失代偿性代谢性酸中毒	低比重、尿pH>6，严重酸中毒时也不小于5.5；尿钠、钾、钙、磷增加，尿氨减少	阳性pH>5.5	肾钙化、结石	活动性佝偻病或骨质疏松
近端肾小管酸中毒	高氯、低钾，低HCO_3^-血症程度较远端肾小管酸中毒重	低比重，尿pH>6，严重酸中毒时小于5.5	阴性pH<5.5	肾钙化、结石少见	骨质疏松或一般无骨质改变

注：近端肾小管酸中毒系近端小管对碳酸氢盐的回吸收减少所致高氯性酸中毒，而范可尼综合征为多种肾小管功能缺陷，除有近端肾小管酸中毒的改变外，同时还存在对糖、氨基酸的回吸收减少。故辅助检查除有高氯性酸中毒的表现外，还需同时存在糖尿、氨基酸尿等

肾小管酸中毒的治疗

补碱纠正酸中毒，补钾纠正低钾症；

利尿药用噻嗪类，还应治疗佝偻病。

表 14-19 端、近端肾小管酸中毒的治疗

分型	纠正酸中毒及低钾血症	佝偻病治疗	利尿药
远端肾小管酸中毒	纠酸：碳酸氢钠，每日2.5～7mmol/kg 纠正低钾：枸橼酸盐，每日0.5～1mmol/kg	维生素D，钙剂，小剂量开始，需检测血、尿钙浓度	噻嗪类，减少尿钙排泄，促进吸收
近端肾小管酸中毒	纠酸：碳酸氢钠，每日5～10mmol/kg 纠正低钾：枸橼酸盐，每日0.5～1mmol/kg	无	噻嗪类，减少尿HCO_3^-，促进其回吸收

第十五章　造血系统疾病

一、小儿造血和血象的特点

小儿造血的特点

胚胎造血骨和肝，生后骨髓主承担。

表 15-1　小儿造血的特点

造血期	基本要点
胚胎期造血	
中胚叶造血期	胚胎第 3 周开始卵黄囊造血。之后在中胚叶组织中出现广泛的原始造血成分，主要是原始有核红细胞、胚胎第 6 周后、中胚叶造血开始减退
肝脾造血期	胚胎第 6～8 周，肝出现活动造血组织，成为胎儿中期主要造血部位。至胎儿期 4～5 个月时达高峰，至 6 个月后，肝造血逐渐减退。肝造血主要产生有核红细胞，也有少量粒细胞和巨核细胞。胚胎第 8 周脾开始造血。胚胎 6～7 周已出现胸腺，开始生成淋巴细胞。胚胎第 11 周淋巴结开始生成淋巴细胞
骨髓造血期	胚胎第 6 周开始出现骨髓，至胎儿 4 个月时开始造血活动，并迅速成为主要的造血器官，直至出生 2～5 周后成为唯一的造血场所
出生后造血	
骨髓造血	出生后主要是骨髓造血。婴幼儿期所有骨髓均为红骨髓，全部参与造血。5～7 岁开始，脂肪组织（黄髓）逐渐代替长骨中的造血组织，到了年长儿和成人期红骨髓仅限于肋骨、胸骨、脊椎、骨盆、颅骨、锁骨和肩胛骨，但黄髓仍有潜在的造血功能，当需要增加造血时，它可转变为红髓而恢复造血功能
骨髓外造血	正常情况下，骨髓外造血极少。出生后，尤其在婴儿期，当发生感染性贫血或溶血性贫血等需要增加造血时，肝、脾和淋巴结可随时适应需要，恢复到胎儿时的造血状态，出现肝、脾、淋巴结肿大。同时外周血中可出现有核红细胞和（或）幼稚中性粒细胞，称为"骨髓外造血"，感染及贫血纠正后即恢复正常

小儿血象的特点

血红蛋白分 6 种，红白细胞数量多；

婴儿幼儿血容量，也比成人相对多。

表 15-2 小儿血象的特点

血象特点	说明
红细胞数和血红蛋白量	出生时红细胞数为 $5.0\times10^{12}\sim7.0\times10^{12}$/L，血红蛋白量为 $150\sim220$g/L。未成熟儿与足月儿基本相等，少数可稍低。至 $2\sim3$ 个月时（早产儿较早）红细胞数降至 3.0×10^{12}/L，血红蛋白量降至 100g/L 左右，3 个月以后两者又缓慢增加，于 12 岁时达成人水平
血红蛋白种类	血红蛋白分子由两对多肽链组成，构成血红蛋白分子的多肽链有 6 种，分别为 α、β、γ、δ、ε、ζ 链。正常有 6 种血红蛋白分子：胚胎期为 Gowerl（$\zeta_2\varepsilon_2$）、Gower2（$\alpha_2\varepsilon_2$）和 Portland（$\zeta_2\gamma_2$）三种；胎儿期为 HbF（$\alpha_2\gamma_2$）；成人为 HbA（$\alpha_2\beta_2$）和 HbA_2（$\alpha_2\delta_2$）两种。胎儿 6 个月时 HbF 占 0.90，HbA 占 $0.05\sim0.10$；出生时 HbF 占 0.70，HbA 占 0.30；$HbA_2<0.01$；1 岁时 HbF <0.05，2 岁时 HbF <0.02。成人 HbA 占 0.95，HbA_2 占 $0.02\sim0.03$，HbF <0.02
白细胞数	出生时白细胞总数为 $15\times10^9\sim20\times10^9$/L，出生后 $6\sim12$ 小时达 $21\times10^9\sim28\times10^9$/L，1 周时平均为 12×10^9/L，婴儿期白细胞维持在 10×10^9/L 左右，8 岁以后接近成人水平。白细胞分类（两次交叉）：出生时中性粒细胞约占 0.65，淋巴细胞约占 0.30。出生后 $4\sim6$ 天两者比例约相等；至 $1\sim2$ 岁时淋巴细胞约占 0.60，中性粒细胞约占 0.35，至 $4\sim6$ 岁时两者比例又相等；以后白细胞分类与成人相似
血小板数	血小板与成人相似，为 $100\times10^9\sim300\times10^9$/L
血容量	小儿血容量相对较成人多，新生儿血容量约占体重的 10%，平均 300ml；儿童血容量占体重的 8%~10%；成人血容量占体重的 6%~8%

二、小儿贫血的概述

> 贫血血红蛋白低，按照病因分 3 种；
>
> 多种器官和系统，功能活动都降低；
>
> 治疗方法有多种，祛除病因最为重。

表 15-3 小儿贫血的概况

小儿贫血	基本要点
定义	血红蛋白的低限值在 6 个月至 5 岁者为 110g/L，$6\sim11$ 岁为 115g/L 14 岁为 120g/L，海拔每升高 1000m，血红蛋白上升 4%，低于此值者为贫血。我国小儿血液病学组暂定：血红蛋白在新生儿期 <145g/L，$1\sim4$ 个月时 <90g/L，$4\sim6$ 个月时 <100g/L 者为贫血
分类	贫血程度分类：根据外周血血红蛋白含量可分为 4 度：①血红蛋白（Hb）从正常下限~90g/L 为轻度；②~60g/L 者为中度；③~30g/L 者为重度；④<30g/L 者为极重度 病因分类：根据造成贫血的原因将其分为 3 类：①红细胞和血红蛋白生成不足；②溶血性贫血；③失血性贫血 形态分类：根据红细胞平均容积（MCV）、红细胞平均血红蛋白（MCH）和红细胞平均血红蛋白浓度（MCHC）的结果而将贫血分为 4 类，见表 15-4

续表

小儿贫血	基本要点
临床表现	一般表现：皮肤、黏膜苍白为突出表现 造血器官反应：婴儿期可出现骨髓外造血，导致肝、脾和淋巴结肿大，外周血中可出现有核红细胞、幼稚粒细胞 各系统症状：严重贫血时可出现循环、呼吸、消化及神经系统症状 ①循环和呼吸系统：可出现呼吸加速、心率加快、脉搏加强、动脉压增高。重度贫血则出现心脏扩大，心前区收缩期杂音，甚至发生充血性心力衰竭 ②消化系统：出现食欲缺乏、恶心、腹胀或便秘等 ③神经系统：常表现为精神不振、注意力不集中、易激动、头痛、晕眩、耳鸣、眼前有黑点等
诊断要点	病史。询问病史时注意下列各项：①发病年龄；②病程经过和伴随症状；③喂养史；④过去史；⑤家族史 体格检查。应注意下列各项：①生长发育；②营养状况；③皮肤、黏膜；④指甲和毛发；⑤肝、脾和淋巴结肿大 实验室检查 ①外周血象：进行血涂片检查如红细胞较小、染色浅、中央淡染色区扩大，多提示缺铁性贫血，红细胞呈球形，染色深提示遗传性球形红细胞增多症；红细胞大小不等，染色浅并有异形、靶形和碎片者，多提示地中海贫血；红细胞形态正常则见于急性贫血或骨髓造血功能障碍 ②骨髓检查：骨髓涂片对白血病、再生障碍性贫血、营养性巨幼红细胞性贫血的诊断有决定性意义。骨髓活检对白血病、转移瘤等骨髓病变有诊断价值 ③血红蛋白分析检查：对地中海贫血和异常血红蛋白病的诊断有重要意义 ④红细胞脆性试验：脆性增高见于遗传性球形红细胞增多症；减低见于地中海贫血 ⑤特殊检查：红细胞酶活性测定对先天性红细胞酶缺陷所致的溶血性贫血有诊断意义。抗人球蛋白试验有助于自身免疫性溶血性贫血的诊断；基因分析方法对遗传性溶血性贫血不但有诊断意义，还有产前诊断价值
治疗原则	主要包括：①祛除病因；②一般治疗；③药物治疗；④输红细胞；⑤造血干细胞移植；⑥并发症治疗

表 15-4 贫血的细胞形态分类

项目	MCV（fl）	MCH（pg）	MCHC（%）
正常值	80 ~ 94	28 ~ 32	32 ~ 38
大细胞性	> 94	> 32	32 ~ 38
正细胞性	80 ~ 94	28 ~ 32	32 ~ 38
单纯小细胞性	< 80	< 28	32 ~ 38
小细胞低色素性	< 80	< 28	< 32

三、营养性贫血

(一)缺铁性贫血

依据病史与症征，结合血象可初诊；

确诊生化骨髓象，原发疾病定病因。

病因治疗是关键，口服铁剂应首选；

注射掌握适应证，平素饮食应富铁。

表 15-5　缺铁性贫血的概况

缺铁性贫血	基本要点
临床表现	①6 个月至 2 岁多见 ②皮肤黏膜逐渐苍白 ③肝、脾、淋巴结肿大 ④非造血系统症状：贫血严重时可出现消化系统症状（食欲缺乏、异食癖、呕吐、腹泻、口腔炎、舌炎、舌乳头萎缩、萎缩性胃炎、吸收不良综合征），神经系统症状（烦躁不安、萎靡不振、精神不集中、记忆力减退、智力下降），心血管系统症状（心率增快、心脏扩大、心力衰竭）。因细胞免疫功能降低，常合并感染
实验室检查	外周血象表现为小细胞低色素性贫血 骨髓象显示增生活跃：以中、晚幼红细胞增生为主。胞质成熟程度落后于胞核 铁代谢的检查： ①血清铁蛋白（SF）↓：是诊断缺铁 ID 期的敏感指标 ②红细胞游离原卟啉（FEP）↑：FEP > 0.9mol/L（500g/dl）即提示细胞内缺铁。如 SF 值降低、FEP 升高而未出现贫血，这是缺铁红细胞生成缺铁期（IDE 期）的典型表现 ③血清铁（SI）↓、总铁结合力（TIBC）↑、转铁蛋白饱和度（TS）↓：此 3 项检查反映血浆中的铁含量 骨髓可染铁：骨髓涂片用普鲁士蓝染色镜检，细胞外铁减少，红细胞内铁粒细胞数 < 15%，提示贮存铁减少，是反映体内贮存铁敏感而可靠的指标
鉴别诊断	地中海贫血、异常血红蛋白病、维生素 B$_6$ 缺乏性贫血、铁粒幼红细胞性贫血等亦表现为小细胞低色素性贫血，应加以鉴别
治疗	祛除病因和一般治疗 补充铁剂 ①口服铁剂：铁剂是治疗缺铁性贫血的特效药，常规采用口服法给药，给予二价铁盐制剂。最常用的口服铁剂有硫酸亚铁（含元素铁 20%），剂量为元素铁每日 4 ~ 6mg/kg，分 3 次口服，一次量不应超过元素铁 1.5 ~ 2mg/kg；以两餐之间口服为宜，同时服用维生素 C，可增加铁的吸收。牛奶、茶、咖啡及抗酸药等与铁剂同服均可影响铁的吸收 ②注射铁剂：注射铁剂较容易发生不良反应，故应慎用 输红细胞：输注红细胞的适应证如下 ①贫血严重，尤其是发生心力衰竭者 ②合并感染者 ③急需外科手术者。贫血越严重，每次输注量应越少，速度越慢

续表

缺铁性贫血	基本要点
预防	①提倡母乳喂养 ②出生后4～6个月应及时添加含铁丰富且铁吸收率高的辅助食品 ③婴幼儿食品应加入适量铁剂加以强化 ④对早产儿，尤其是极低体重早产儿宜自2个月左右给予铁剂预防

（二）营养性巨幼红细胞性贫血

少哭不哭眼呆板，手足面舌现震颤；

水肿发稀皮蜡黄，智低纳差吞咽难；

大胞正色贫血象，巨幼红细有大量；

叶酸 B_{12} 含量低，单纯母乳欠喂养；

肌注 B_{12} 服叶酸，同补维 C 数周长；

肉蛋肝血鲜菜泥，及时添加治又防。

表 15-6　营养性巨幼红细胞性贫血的概况

营养性巨幼细胞性贫血	基本要点
发病机制	见图 15-1
临床表现	①6个月至2岁多见，缓慢起病 ②皮肤黏膜苍黄，虚胖，毛发枯黄，常伴有肝脾大 ③精神神经症状：可出现烦躁不安、易怒等症状。维生素 B_{12} 缺乏患儿表现为表情呆滞、嗜睡、少哭不笑、精神运动发育落后、震颤、无意识运动、抽搐、感觉异常、共济失调、踝阵挛及病理征阳性等表现 ④消化系统症状：常出现厌食、恶心、呕吐、腹泻和舌炎等
实验室检查	①外周血象：呈大细胞性贫血，血涂片可见巨幼变的有核红细胞，中性粒细胞呈分叶过多现象。网织红细胞、白细胞、血小板计数常减少 ②骨髓象：增生明显活跃，以红系增生为主，粒、红系均出现巨幼变，表现为胞体变大、核染色质粗而松、副染色质明显 ③血清维生素 B_{12} 和叶酸测定：血清中两者含量减少
诊断	根据临床表现、血象和骨髓象可诊断为巨幼红细胞性贫血。如精神神经症状明显，则考虑由维生素 B_{12} 缺乏所致。测定血清维生素 B_{12} 或叶酸水平可确诊
治疗	①一般治疗和祛除病因 ②维生素 B_{12} 和叶酸治疗：治疗连续数周至临床症状好转、血象恢复正常为止。有精神神经症状者，应以维生素 B_{12} 治疗为主，如单用叶酸反而有加重症状的可能

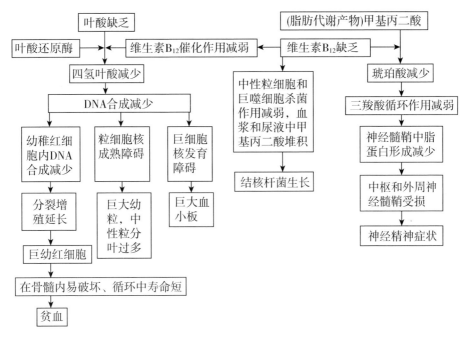

图 15-1　营养性巨幼细胞贫血的发病机制

四、溶血性贫血

（一）遗传性球形红细胞增多症（HS）

反复黄疸和贫血，发热寒战伴脾大；

球形红细量增多，治疗切脾效果佳。

表 15-7　遗传性球形红细胞增多症（HS）的概况

HS	基本要点
概念	是一种遗传性溶血性贫血，以不同程度贫血、反复黄疸、脾大、球形红细胞增多（＞10%）及红细胞渗透脆性增加为特征
发病机制	本病是由于调控红细胞膜蛋白的基因突变造成红细胞膜缺陷，红细胞膜易变形，少量水分进入胞内即易胀破而溶血，红细胞通过脾时被破坏，发生慢性血管外溶血，导致贫血
临床表现	常因感染、劳累或情绪紧张等因素诱发"急性溶血危象"，贫血和黄疸突然加重，伴有发热、寒战、呕吐，脾大显著。病程中也可出现与微小病毒感染有关的"再生障碍危象"，表现为以红系为主的骨髓造血功能抑制，出现严重贫血、不同程度的白细胞和血小板减少
治疗	脾切除或大部分脾栓塞对常染色体显性遗传病例有显著疗效，手术应于5岁以后进行

（二）红细胞葡萄糖 –6– 磷酸脱氢酶缺乏症

🥬 蚕豆病*

药物感染吃蚕豆，脸白眼黄腹痛呕；

溶血征象 Hb 尿，G-6PD 酶不足；

激素补血碱化尿，大量饮水防再诱。

注：* 蚕豆病是红细胞葡萄糖 -6- 磷酸脱氢酶缺乏症的一种类型。

表 15-8　红细胞葡萄糖 -6- 磷酸脱氢酶缺乏症的概述

项目	基本要点
发病机制	本病是一种 X 连锁不完全显性遗传的溶血性贫血。男性半合子和女性纯合子均发病，葡萄糖 -6- 磷酸脱氢酶（G-6-PD）显著缺乏。本病是由于调控 G-6-PD 的基因突变引起红细胞内 G-6-PD 缺乏，NADPH 生成不足，CAT 和 GSH 生成减少，当机体受到氧化物侵害时血红蛋白和膜蛋白均发生氧化损伤，最终造成红细胞膜的氧化损伤和溶血
临床表现	可分为 5 种临床类型 ①伯氨喹啉型药物性溶血性贫血 ②蚕豆病 ③新生儿黄疸 ④感染诱发的溶血 ⑤先天性非球形细胞性溶血性贫血（CNSHA） 伯氨喹啉型药物性溶血性贫血是由于服用某些具有氧化特性的药物而引起的急性溶血。此类药物包括：抗疟药（伯氨喹啉等）、镇痛退热药（阿司匹林等）、硝基呋喃类、磺胺类药、砜类药、萘、苯胺、大剂量维生素 K、丙磺舒、川莲、腊梅花等。通常在服药后 1 ~ 3 天出现急性血管内溶血。有头晕、厌食、恶心、呕吐、腹痛、疲乏等症状，然后出现黄疸、血红蛋白尿，溶血严重者可出现少尿、无尿、酸中毒和急性肾衰竭
诊断	红细胞 G-6-PD 缺乏的筛选试验通常有 3 种 ①高铁血红蛋白还原试验 ②荧光斑点试验 ③硝基四氮唑蓝（NBT）纸片法。红细胞 G-6-PD 活性测定是特异性的直接诊断方法
治疗	治疗原则 ①对急性溶血者，应祛除诱因 ②在溶血期应供给足够水分，注意纠正电解质失衡，口服碳酸氢钠，使尿液保持碱性，以防止血红蛋白在肾小管内沉积 ③如出现肾衰竭，应及时采取有效措施 ④贫血较重时，可输注 G-6-PD 正常的红细胞 ⑤积极治疗新生儿黄疸，防止胆红素脑病
预防	在 G-6-PD 缺陷高发地区，应进行群体 G-6-PD 缺乏症的普查；现已知 G-6-PD 缺乏者应避免进食蚕豆及其制品，忌服有氧化作用的药物

（三）地中海贫血

地中海之贫血病，属于血红蛋白病；

分为 αβ 两大型，各自分为几小型；

去铁治疗和输血，切除脾脏移干细。

表 15-9 地中海贫血的概况

地中海贫血	基本要点
发病机制	是一组遗传性溶血性贫血。由于珠蛋白基因的缺陷使血红蛋白中的珠蛋白肽链有 1 种或几种合成减少或不能合成，引起血红蛋白的组成成分改变
临床表现及实验室检查	β 地中海贫血：根据病情轻重的不同，分为 3 型 ①重型：又称 Cooley 贫血。患儿出生后 3 ～ 12 周开始出现贫血，呈慢性进行性加重，面色苍黄，肝脾大，生长发育落后。由于骨髓代偿性增生导致骨骼变大、髓腔增宽，1 岁后颅骨改变明显，表现为头颅增大、额部隆起、颧骨高、鼻梁塌陷，形成地中海贫血特殊面容。实验室检查：外周血象呈小细胞低色素性贫血，出现异形、靶形、碎片红细胞；HbF 含量明显增高，大多 > 0.40 ②轻型：患者无症状或轻度贫血，血红蛋白电泳显示 HbA$_2$ 含量增高（0.035 ～ 0.060），HbF 含量正常 ③中间型：多于幼童期出现症状，其临床表现介于轻型和重型之间，中度贫血，脾轻或中度大。外周血象和骨髓象的改变如重型，HbF 含量为 0.40 ～ 0.80，HbA$_2$ 含量正常或增高 α 地中海贫血 ①静止型：患者无症状 ②轻型：患者无症状 ③中间型：又称血红蛋白 H 病。大多在婴儿期以后逐渐出现贫血，肝脾大，年龄较大的患者可出现类似重型 β 地中海贫血的特殊面容。外周血象和骨髓象的改变类似重型 β 地中海贫血，HbA$_2$ 及 HbF 含量正常，HbH 升高 ④重型：又称 Hb Bart's 胎儿水肿综合征。胎儿常于 30 ～ 40 周时流产、死胎或出生后半小时内死亡，胎儿呈重度贫血、黄疸、水肿、肝脾大、腹水、胸腔积液。外周血象改变如重型 β 地中海贫血，血红蛋白中几乎全是 Hb Bart's
治疗	①输血：目前仍是最主要的治疗方法之一。少量输注法仅适用于中间型 α 和 β 地中海贫血。对于重型地中海贫血应从早期开始给予中、高量输血，使患儿血红蛋白含量达到 120 ～ 150g/L；然后每隔 4 ～ 5 周输注浓缩红细胞 10 ～ 15ml/kg，使血红蛋白含量维持在 90 ～ 140 g/L 以上 ②去铁治疗：通常在规则输注红细胞 1 年或 10 ～ 20U 后进行铁负荷评估，如有铁超负荷（SF > 1000μg/L），则开始应用铁螯合剂，常用去铁胺 ③脾切除：可致免疫功能减弱，应在 5 ～ 6 岁后施行并严格掌握适应证 ④造血干细胞移植：异基因造血干细胞移植是目前能根治重型 β 地中海贫血的方法

五、出血性疾病

（一）免疫性血小板减少症（特发性血小板减少性紫癜）

免疫损伤血小板，小板减少出血长；

束臂阳性抗体高，鼻龈皮脏出血象；

根据病情选激素，小板正常渐减量；

丙球蛋白可静脉，病情严重切脾脏。

表 15-10　特发性血小板减少性紫癜（ITP）的概况

ITP	基本要点
临床表现	皮肤、黏膜自发性出血和束臂试验阳性，血小板减少，出血时间延长和血块收缩不良。通常伴有鼻出血或齿龈出血，颅内出血少见。外周血象血小板计数 $< 100 \times 10^9/L$，血小板 $< 50 \times 10^9/L$ 时可见自发性出血
诊断	本病诊断要点是血小板减少和骨髓象，急性病例骨髓巨核细胞数增多或正常。慢性者巨核细胞显著增多；幼稚巨核细胞增多，核分叶减少，核-浆发育不平衡，产血小板巨核细胞明显减少，其胞质中有空泡形成、颗粒减少和胞质量少等现象
治疗	①糖皮质激素：常用泼尼松，分次口服。出血严重者可用大剂量甲泼尼龙静脉冲击疗法 ②大剂量静脉丙种球蛋白 ③血小板输注：因患儿血循环中含有大量抗血小板抗体，输入血小板很快被破坏，故常规不主张输血小板；只有在发生颅内出血或急性内脏大出血、危及生命时才输注血小板，并同时给予大剂量肾上腺皮质激素 ④脾切除：适用于病程超过1年、血小板持续 $< 50 \times 10^9/L$（尤其是 $< 20 \times 10^9/L$）、有较严重的出血症状、内科治疗效果不佳者，手术宜在6岁以后进行 ⑤部分性脾栓塞术：由于保留了脾的髓质即保留了脾的免疫功能，部分性脾栓塞术尤其适用于儿童期激素治疗无效的ITP

（二）血友病

女传男病出血象，伤血不止关节胀；

酶原消耗时间短，出血正常凝血长；

花生外衣有疗效，补充鲜血或血浆；

剧烈运动要少做，出血早治防外伤。

A型血友病

男性幼年出血重，自发术后轻微损；

关节出血最特征，第Ⅷ因子可定型。

表 15-11　血友病的概况

血友病	基本要点
分类及病因	①血友病 A，即因子Ⅷ缺乏症 ②血友病 B，即因子Ⅸ缺乏症 ③以血友病 A 较为常见
临床表现	身体各处在轻微损伤后发生长时间出血。皮肤、黏膜易于受伤，为出血好发部位。关节积血是血友病最常见的临床表现之一，多见于膝关节，反复出血，常引起膝屈曲、外翻、腓骨半脱位，导致功能丧失，形成特征性的血友病步态。重型血友病 A 常发生肌肉出血和血肿。创伤或手术后均可以引起严重的出血。也可发生鼻出血、咯血、呕血、黑粪、血便和血尿等；颅内出血是最常见的致死原因之一
实验室检查	①凝血时间延长 ②凝血酶原消耗不良 ③活化部分凝血活酶时间延长 ④凝血活酶生成试验异常。出血时间、凝血酶原时间和血小板正常
治疗	替代疗法：将患者所缺乏的因子提高到止血水平，以治疗或预防出血。替代药物： ①因子Ⅷ和因子Ⅸ制剂 ②冷沉淀物 ③凝血酶原复合物 ④输血浆或新鲜全血

六、急性白血病

急性白血病的临床表现

不明原因四大症*，肝脾肿大年龄轻；

血象极度核左移，骨髓检查可确诊。

注：*四大临床特征为贫血、出血、发热和浸润

表 15-12　急性白血病的临床表现

临床特点		具体表现
起病 症状	急剧或急性	急剧者以高热、进行性贫血、显著出血及骨痛为首发症状
发热		发生在疾病的任何阶段，白血病肿瘤性发热多为低热，而感染性发热常为高热
感染		常见为上呼吸道感染，以口腔炎为多见，也可为肺炎、肠炎、疖肿等
出血		轻重不一，轻者可为黏膜、皮肤，重者可为颅内甚至 DIC
体征		
贫血		早期即可出现，随病情加重，患者面色苍白、乏力、心悸等
淋巴结肿大		ALL 较 AML 常见，表现全身及局部淋巴结肿大，如颈部、腋窝、腹股沟等
肝脾大		ALL 较 AML 常见，一般为轻至中度，质地中等
骨和关节疼痛		ALL 较 AML 常见，以酸痛、隐痛常见，胸骨下端压痛等

续表

临床特点	具体表现
其他	
神经系统	脑膜白血病表现为头痛、头晕、恶心等，脑神经直接浸润可出现面瘫
其他部位	①心血管：可表现为心包炎、心脏肥大等 ②呼吸系统：咳嗽、气促等 ③口腔：齿龈增生等 ④眼睛 ⑤消化系统：腹痛、腹胀等 ⑥泌尿、生殖系统 ⑦皮肤：多见于 M_4/M_5，表现为皮肤结节

表 15-13　急性白血病的诊断及分型

临床分型		诊断要点
AML		
M_0	原粒细胞微分化型	骨髓中原始细胞 ≥ 90%，无 Auer 小体
M_1	原细胞白血病未分化型	骨髓中原始粒细胞 ≥ 90%
M_2	原粒细胞白血病部分分化型	骨髓中原始粒细胞和早幼粒细胞 > 50%
M_3	颗粒增多的早幼粒细胞白血病	骨髓中以多颗粒的早幼粒细胞为主，> 30%
M_4	粒单细胞白血病	原始和早幼粒、单细胞为主
M_5	单核细胞白血病	骨髓中以原始、早幼单核细胞为主
M_6	红白血病	骨髓中红细胞系 > 50%，非红系原粒细胞 > 30%
M_7	急性巨核细胞白血病	骨髓中原巨核细胞 > 30%
ALL		骨髓中原幼淋巴细胞 > 30%，分为 L_1、L_2、L_3 型

表 15-14　急性白血病的鉴别诊断

鉴别疾病	鉴别要点
再生障碍性疾病	外周血呈全血细胞减少，易与低增生白血病混淆；本病骨髓增生低下，骨髓中原始细胞比例正常
传染性单核细胞增多症	本病抗 EB 病毒 IgM 阳性，骨髓及外周血中无原始细胞
类白血病反应	有原发病表现；一般无贫血及血小板减少；无白血病浸润表现；骨髓原始细胞无增多；NAP 增高，粒细胞中可见中毒颗粒
骨髓增生异常综合征	起病缓慢，多以难治性贫血起病，常有两系或三系血细胞减少；骨髓细胞病态造血；但原始 / 幼稚细胞不超过 30%
恶性淋巴瘤	可出现全身或局部淋巴结肿大及消瘦、发热等症状；血象一般正常；骨髓原始细胞正常，但淋巴瘤可以转化为淋巴肉瘤白血病
结缔组织病	可出现发热、贫血、关节痛甚至淋巴结肿大等，但结缔组织相关的检查阳性；骨髓原始细胞正常

急性白血病的治疗

化疗原则记分明，根据类型来变通；

"脑白"确诊即鞘注，甲氨蝶呤地米松；

骨髓移植免疫疗，支持疗法与对症。

表15-15　急性白血病的治疗

治疗方案	具体措施
化疗	①目的：最大限度杀伤白血病细胞，使患儿病情尽快缓解，治愈 ②方法：联合化疗、维甲酸诱导分化、造血干细胞移植等。治疗原则：早期、足量、联合、强化
支持治疗	足够的营养、能量；输血纠正贫血；预防及治疗感染；预防及治疗出血
白血病并发症的防治	①高尿酸血症：输入充分液体保证尿量，别嘌醇每日10mg/kg，口服，碱化尿液；防治肾衰竭 ②出血：使用止血药物，输入血小板，纠正DIC等。感染：消毒，合理使用抗生素、细胞刺激因子 ③贫血：如患者出现面色苍白伴心悸、气促等，且血红蛋白＜60g/L，输入红细胞 ④电解质失衡：给予相应补充
髓外白血病的防治	中枢神经系统白血病的防治：鞘内注射和（或）颅脑、脊髓放疗
难治及复发性白血病的治疗	使用与一线治疗无交叉耐药的药物组成新方案；加大常规剂量；选用二线药物；抗药逆转剂的应用

表15-16　急性白血病的疗效标准

疗效	评价标准
完全缓解	①临床无白血病细胞浸润的症状和体征，生活正常或接近正常 ②血象：血红蛋白≥100g/L，中性粒细胞绝对值≥1.5×10⁹/L。外周血白细胞分类无白血病细胞 ③骨髓：原粒细胞/原始+幼稚单核或淋巴细胞≤5%，红细胞和巨核细胞系正常
部分缓解	骨髓：原粒细胞/原始+幼稚单核或淋巴细胞5%～20%
持续完全缓解	是指从治疗后完全缓解之日计算，期间无白血病复发达3～5年以上者
长期存活	急性白血病自确诊起，存活时间（包括无病或带病生存）达5年或5年以上者
临床治愈	是指停止化疗5年或无病生存达10年者

第十六章　神经肌肉系统疾病

一、神经系统疾病的检查方法

体格检查莫忘记，反射检查有意义；

辅助检查选择用，注意检查脑脊液。

表 16-1　神经系统疾病的检查方法

检查项目	基本要点
体格检查	
意识和精神行为状态	可根据小儿对各种刺激的反应来判断意识水平（意识障碍，由轻而重分为嗜睡、昏睡、浅昏迷和深昏迷）
肌张力	是指安静情况下的肌肉紧张度。肌张力增高多见于上运动神经元性损害和锥体外系病变。下运动神经元或肌肉疾病时肌张力降低，肌肉松软
肌力	是指肌肉做主动收缩时的力量。肌力分为 0～5 级：0 级，完全瘫痪，刺激无任何肌收缩活动；1 级，刺激可见轻微肌收缩但无肢体移动；2 级，肢体能在床上移动但不能抬起；3 级，肢体能抬离床面但不能对抗阻力；4 级，能做部分对抗阻力的运动；5 级，正常肌力
共济运动	观察婴儿手拿玩具的动作是否准确。年长儿则能和成人一样完成闭目难立、指鼻、跟膝胫和轮替运动等检查
姿势和步态	观察小儿各种运动中姿势有何异常。小儿常见的异常步态包括痉挛性步态、小脑共济失调步态、感觉性共济失调步态、"鸭步"等
不自主运动	主要见于锥体外系疾病，包括舞蹈样运动、扭转痉挛、手足徐动症或一组肌群的抽动等
反射检查	①浅反射：腹壁反射：腹壁反射要到 1 岁后才比较容易引出。提睾反射要到出生 4～6 个月后才明显 ②腱反射：腱反射减弱或消失提示神经、肌肉、神经肌肉接合处或小脑疾病。反射亢进和踝阵挛提示上运动神经元疾病 ③小儿时期暂时性反射：见表 16-2 ④病理反射：正常 18 个月以下婴儿可呈现阳性巴彬斯基（Babinski）征，若该反射恒定不对称或 18 个月后继续呈阳性提示锥体束损害 ⑤脑膜刺激征：包括颈强直、Kernig 征、Brudzinski 征，检查方法同成人
辅助检查	①脑脊液检查：见表 16-3 ②脑电图和主要神经电生理检查：包括脑电图、诱发电位、肌电图、神经传导速度测定 ③神经影像学检查：包括电子计算机断层扫描（CT）、磁共振成像（MRI）等

表 16-2　正常小儿暂时性反射的出现和消失时间

反射	出现时间	消失时间
拥抱反射	初生	3～6个月
吸吮反射和觅食反射	初生	4～7个月
握持反射	初生	3～4个月
颈肢反射	2个月	6个月
迈步反射	初生	2个月
颈拨正反射	初生	6个月

表 16-3　颅内常见感染性疾病的脑脊液改变特点

项目	压力（kPa）	外观	潘氏试验	白细胞（×10⁶/L）	蛋白（g/L）	糖（mmol/L）	氯化物（mmol/L）	病原学检查
正常	0.69～1.96	清亮透明	－	0～10	0.2～0.4	2.8～4.5	117～127	－
化脓性脑膜炎	不同程度增高	米汤样浑浊	+～+++	数百至数千多核为主	明显增高	明显降低	多数降低	涂片、培养可发现致病菌
结核性脑膜炎	增高	微浑浊，毛玻璃样	+～+++	多数个至数百～500，淋巴为主	增高	降低	降低	涂片、培养可发现抗酸杆菌
病毒性脑膜炎	正常或轻度增高	清亮	－～+	正常至数百淋巴为主	正常或轻度增高	正常	正常	特异性抗体阳性，病毒分离可阳性
隐球菌脑膜炎	高或很高	微浑浊	+～+++	数十至数百，淋巴为主	增高	降低	多数降低	涂片墨汁染色和培养可发现致病菌

二、癫痫

确定病史具五性*，大小发作多类型；

神经影像脑电图，生化检查可协诊；

诊断步骤分两步，病因诊断应分明。

注：*五性是指癫痫具有短暂性、发作性、反复性、间歇性和刻板性。

表 16-4　癫痫发作的分类（1981 年）

局灶性发作	全面性发作	起始不明
单纯局灶性发作（不伴有意识障碍）	强直 - 阵挛性发作	
运动性发作	强直性发作	
感觉性发作	阵挛性发作	
自主神经性发作	失神性发作	
精神症状性发作	典型失神	
复杂局灶性发作（伴有意识障碍）	不典型失神	
单纯局灶性发作继发意识障碍	肌阵挛性发作	
发作起始即有意识障碍的局灶性发作	失张力性发作	
自动症		
局灶性发作继发全面性发作		

表 16-5　癫痫发作的临床特点

分类		临床特点
局灶性发作（一侧大脑半球过度放电）		
单纯局灶性发作（无意识和知觉损害）	运动性发作	最常见，表现为一侧躯体某部位抽搐，或头、眼持续性同向偏斜的旋转性发作，或某种特殊的姿势发作，或杰克逊癫痫发作。可伴有 Todd 麻痹
	感觉性发作	表现为针刺感、麻木感或本体和空间知觉异常；特殊感觉性发作： ①视觉性发作 ②听觉性发作 ③嗅觉和味觉发作
	自主神经性发作	多为其他形式的先兆或伴发症状，如头痛、上腹不适、上升感、呕吐、苍白、潮红、竖毛、肠鸣等
	精神症状性发作	恐惧、暴怒、欣快、梦样状态、陌生感、似曾相识感、视物变大或变小、人格解体感等幻觉或错觉
复杂局灶性发作（伴有意识和知觉损害）	单纯局灶性发作继发意识障碍	单纯局灶性发作后继发意识、知觉障碍
	发作起始即有意识障碍	单纯局灶性发作起始即有意识、知觉障碍
	自动症	典型自动症：吞咽、咀嚼、解衣扣、摸索行为或自言自语等过度运动自动症：躯干及四肢大幅度不规则的运动，常在睡眠中发作，持续时间短暂，数秒至数十秒，常频繁成簇发作
局灶性发作继发全面性发作		由单纯局灶性发作或复杂局灶性发作扩展为全面性发作

分类		临床特点
全面性发作（双侧大脑半球过度放电）		
强直-阵挛性发作		强直期：全身骨骼肌伸肌或屈肌强直性收缩伴意识丧失、呼吸暂停与发绀；EEG 显示全导联 10Hz 以上的快活动，频率渐慢，波幅增高 阵挛期：全身反复、短促的猛烈屈曲性抽动；EEG 显示棘慢波发作后状态；发作后昏睡，逐渐醒来的过程中可有自动症、头痛、疲乏等。EEG 显示电压低平及慢波
强直性发作		发作时全身肌肉强烈收缩伴意识丧失，使患儿固定于某种姿势，如头眼偏斜，双上肢屈曲或伸直、呼吸暂停、角弓反张等，持续 5 ~ 20 秒或更长，发作期 EEG 为低波幅 10Hz 以上的快活动或棘波节律。间歇期背景活动异常，伴有多灶性棘-慢或多棘-慢波暴发
阵挛性发作		仅有肢体、躯干或面部肌肉节律性抽动而无强直成分。发作期 EEG 为 10Hz 或 10Hz 以上的快活动及慢波，有时是棘-慢复合波
失神发作	典型失神发作	发作时突然停止正在进行的活动，意识丧失但不摔倒，两眼凝视，持续数秒钟后意识恢复，发作后不能回忆，过度换气往往可以诱发其发作；发作期 EEG 全导同步 3Hz 棘-慢复合波，间歇期背景活动正常。
	不典型失神发作	与典型失神发作相似，但开始及恢复速度均较典型失神发作慢；发作期 EEG 为 1.5 ~ 2.5Hz 的全导慢-棘慢复合波，间歇期背景活动异常。多见于伴有广发性脑损害的患儿
肌阵挛性发作		突发的全身或部分骨骼肌触电样短暂收缩（0.2 秒），表现为突然点头、前倾或后仰，或两臂快速抬起，重者跌倒，轻者感到患儿"抖"了一下。发作期 EEG 全导棘-慢或多棘-慢波暴发
失张力性发作		全身或躯体某部分的肌肉张力突然短暂性丧失而引起姿势的改变，表现为头下垂、肩或肢体突然下垂、屈髋屈膝或跌倒。发作期 EEG 多棘-慢波或低波幅快活动，MEG 短暂的电静息
起始不明		
癫痫性痉挛		最常见于婴儿痉挛，表现为点头、伸臂（或屈肘）、弯腰、踢腿（或屈腿）或过伸等动作，发作常成串出现，肌肉收缩的整个过程为 1 ~ 3 秒。肌收缩速度比肌阵挛发作慢，但比强直性发作短

📖 常见的儿童癫痫综合征

儿童癫痫综合征，常见类型有4种。

表16-6　常见的儿童癫痫综合征的概况

分类	临床特点
伴有中央颞区棘波的儿童良性癫痫	最常见，多在2～14岁发病，8～9岁最多见，本病与遗传有关，呈年龄依赖性。发作多在入睡不久或清醒前，呈局灶性发作。有口唇或舌的抽动，下颌关节不能张开，患者不能说话，但意识清楚。随后出现半侧面部肌肉抽搐及同侧上下肢抽动，有时可发展为全身性抽动。体格检查神经系统正常，神经影像学检查正常，大部分患儿智力正常，少数患儿可有轻度智力低下。EEG背景活动正常，在中央区或中央颞区出现棘波或棘-慢复合波，入睡后增加。本病预后良好，青春期后大多停止发作，对药物反应良好
婴儿痉挛（又称West综合征）	多在1岁以内起病，4～8个月最多。病因可分为症状性及隐源性两大类。临床特征为频繁的痉挛发作；特异性高峰失律EEG；精神运动发育迟滞或倒退。痉挛多成串发作，每串连续数次或数十次，可伴有婴儿哭叫，多在思睡和苏醒期出现。发作形式有屈曲型、伸展型及混合型。屈曲型表现为点头、弯腰、屈肘、屈髋等动作。伸展型表现为头后仰、两臂伸直、伸膝等动作。混合表现为部分肢体为伸展，部分肢体为屈曲。EEG表现为"高峰失律"，正常节律消失，各导可见到不规则、杂乱、不对称、高波幅慢波，棘波、尖波、多棘-慢波。本病常合并严重的智力倒退或运动发育落后，多数患儿转变为其他形式的发作。治疗可选用ACTH，同时应用硝西泮或氯硝西泮，也有应用大剂量丙种球蛋白静脉滴注治疗本病的报道，部分患者有效
Lennox-Gascaut综合征	临床发作频繁、形式多样的癫痫发作是本综合征的特点，如强直性发作、不典型失神、失张力性发作和肌阵挛性发作，后两种不如前两种多见。患儿可同时存在几种发作形式，也可由一种形式转变为另一种形式。EEG为全导联1.5～2.5Hz的慢-棘慢波，左右大致对称。预后不良，治疗困难，病死率为4%～7%
热性惊厥附加症	有热性惊厥史的儿童，6岁后仍有热性惊厥，或者出现不伴发热的全面性强直-阵挛性发作。属于常染色体显性遗传病

注：癫痫的诊断按以下3个步骤进行：①判断是否为癫痫；②进一步弄清是什么发作类型，或属于某一特殊的癫痫综合征；③尽可能寻找病因。一般可根据相关病史、体格检查、影像学检查、脑电图检查来确诊。其中脑电图是诊断癫痫最重要的实验室检查，脑电图中出现棘波、尖波、棘-慢复合波等痫样发作波者，有利于癫痫的诊断

📖 癫痫的治疗

根据类型选药新，长期坚持停有因；

持续状态强防护，首选安定苯妥因；

丙戊酸钠为广谱，手术中医治顽症。

表 16-7　癫痫的治疗

治疗	基本要点
病因治疗	有明确的可治疗病因的患儿，应积极进行病因治疗
药物治疗	
早期治疗	对首次发作轻微，且无其他脑损伤伴随表现者，也可待第二次发作后再用药
根据发作类型选药	见表 16-8
尽量单药治疗	近 3/4 的病例仅用一种抗癫痫药物即能控制其发作。经 2 ～ 3 种单药物合理治疗无效，尤其是多种发作类型的患儿，应考虑 2 ～ 3 种作用机制互补的药物联合治疗
用药剂量个体化	从小剂量开始，依据疗效、患者依从性和药物血浓度逐渐增加并调整剂量。一般经 5 个半衰期的服药时间可达该药的稳态血浓度
长期规则服药	一般应在服药后完全不发作 2 ～ 4 年，又经 3 ～ 6 个月逐渐减量的过程才能停药。避免在青春期来临时临时减量与停药
定期复查	密切观察疗效与药物不良反应。至少每年应复查 1 次常规 EEG。定期检测血常规、血小板计数或肝肾功能。定期监测药物血浓度
手术治疗	对其中有明确局灶性癫痫发作起源的难治性癫痫，可考虑手术治疗
生酮饮食疗法	对一些难治性癫痫有效
中医药治疗	对一些难治性癫痫有一定疗效

表 16-8　小儿癫痫发作类型与适用药物

发作类型	传统抗癫痫药	抗癫痫新药
局灶性发作	CBZ、VPA、PB、PHT	OXC、TPM、ZNS、LTG、LEV
强直 - 阵挛性发作	CBZ、VPA、PHT	OXC、TPM、ZNS、LTG、LEV
失神性发作	VPA、ESM、CBZ、PHT	LTG、ZNS、TPM、CZP、LEV、OXC
强直挛、失张力性发作	VPA、CZP、NZP	TPM、LTG、ZNS、LEV
肌阵挛发作	VPA、CBZ、PB、NZP、CZP、PHT	TPM、LTG、ZNS、LEV、OXC
West 综合征	ACTH、VPA、CZP	VGB、TPM、LTG、ZNS
LGS	VPA、CZP、NZP	LTG、TPM、VGB、ZNS

注：VPA. 丙戊酸；TPM. 托吡酯；LTG. 拉莫三嗪；LEV. 左乙拉西坦；ZNS. 唑尼沙胺；CZP. 氯硝西泮；NZP. 硝西泮；PB. 苯巴比妥；CBZ. 卡马西平；OXC. 奥卡西平；PHT. 苯妥英钠；ACTH. 促肾上腺皮质激素；VGB. 氨己烯酸；ESM. 乙琥胺

三、惊厥

阵发抽搐意识无，高热感染脑缺氧；

低糖缺钙缺 B$_6$，癫痫脑病因多样；

镇静止惊除病因，松衣除痰防外伤。

表 16-9　惊厥的临床表现

惊厥	基本要点
概念	是指全身或局部骨骼肌群突然发生不自主收缩，常伴有意识障碍。惊厥是小儿常见急症
病因	见表 16-10
临床表现	惊厥的临床表现与痫性发作相似，大部分患儿表现形式为强直 - 阵挛性发作、强直性发作、阵挛性发作或肌阵挛性发作 新生儿及婴儿常有不典型惊厥发作，如表现为面部、肢体局灶或多灶性抽动、局部或全身性肌阵挛，或表现为突发瞪眼、咀嚼、流涎、呼吸暂停、面色青紫等

表 16-10　惊厥的常见原因

项目	颅内疾病	颅外疾病
感染性	细菌性脑膜炎、脑脓肿、病毒性脑炎、病毒性脑膜炎、寄生虫、真菌性脑膜炎（隐球菌性脑膜炎）	热性惊厥 中毒性脑病 破伤风
非感染性	癫痫、颅内损伤与出血，先天发育畸形（脑发育异常、脑积水、神经皮肤综合征），颅内占位（肿瘤、囊肿、血肿），维生素 B_6 缺乏等	缺氧缺血性脑病，代谢性疾病（水和电解质紊乱、低血糖），肝肾衰竭和 Reye 综合征，遗传代谢性疾病，中毒（药物、食物、毒物）

小儿热性惊厥

体温骤升而发病，阵发抽搐意识无；

退热除痰防外伤，镇静止惊除病因。

表 16-11　小儿热性惊厥（FS）的概况

FS	基本要点
概念	热性惊厥（FS）的发病年龄为 3 个月至 5 岁，体温在快速上升时突然出现惊厥，排除颅内感染和其他导致惊厥的器质性和代谢性疾病，既往没有无热惊厥史，即可诊断为热性惊厥。是小儿时期最常见的惊厥性疾病
临床表现	典型 FS 发生在热性疾病初期，体温骤然升高（大多 39℃）时，70% 以上与上呼吸道感染有关，其他伴发于出疹性疾病、中耳炎、下呼吸道感染或急性细菌性痢疾等疾病。多数呈全身性强直 - 阵挛性发作，少数也可有其他发作形式，如肌阵挛、失神等。持续数秒至 10 分钟，可伴有发作后短暂嗜睡。发作后患儿除原发疾病表现外，一切恢复如常，不留任何神经系统体征。绝大多数 5 岁后不再发作。在 1 次发热疾病过程中，大多只有 1 次发作，个别有 2 次。29% ～ 55% 的患儿会在今后发热疾病时再次或多次 FS 发作。其危险因素包括： ①起病早（＜6 个月） ②家族史阳性 ③易反复出现长程热性惊厥 ④发作时体温＜ 38.5℃

FS	基本要点
类型	热性惊厥在临床上分为单纯型 FS 与复杂型 FS，主要区别见表 16-12
热性惊厥患儿发生癫痫的危险因素	①首次 FS 前已有神经系统异常、发育延迟者 ②直系亲属中有癫痫病史 ③复杂型热性惊厥者
防治	对单纯型 FS，仅针对原发病处理，包括退热药物和其他物理降温措施即可。惊厥超过 5 分钟应积极处理，包括保持呼吸道通畅，吸氧、降温、生命体征监测，地西泮 0.3 ~ 0.5mg/kg 静脉注射（1 次总量不超过 10mg；婴儿不超过 2mg）或 10% 水合氯醛 0.5ml/kg 保留灌肠，如无效，可按癫痫持续状态处理，对有复发倾向者，可于发热开始即使用地西泮 1mg/(kg·d)，分 3 次口服，连服 2 ~ 3 天或直至体温恢复正常为止。长期预防可选用丙戊酸或苯巴比妥

表 16-12 单纯型热性惊厥和复杂型惊厥的临床特点

项目	单纯型 FS	复杂型 FS
占 FS 的比例	70%	30%
发病年龄	6 个月至 5 岁	< 6 个月，6 个月至 5 岁，> 5 岁
惊厥发作形式	全面性发作	局灶性或全面性发作
惊厥时间	多短暂，< 10 分钟	时间长，> 10 分钟
一次热程发作次数	仅 1 次，偶有 2 次	24 小时内可反复多次
神经系统异常	阴性	可阳性
惊厥持续状态	少有	较常见

四、化脓性脑膜炎

化脓性脑膜炎的诊断

发热头痛呕吐频，脑刺征阳前囟隆；

脑脊液查压力高，胞高糖低有细菌；

皮有瘀斑或瘀点，白球增多主中性。

表 16-13   化脓性脑膜炎的临床表现和诊断

化脓性脑膜炎	基本要点
临床表现	感染中毒症状：发热、烦躁不安、不同程度的意识障碍。脑膜炎双球菌感染易有瘀斑、瘀点和休克 颅内压增高表现：头痛、呕吐、惊厥、前囟饱满与张力增高、头围增大。脑疝时，则有呼吸不规则、突然意识障碍加重或瞳孔不等征兆 脑膜刺激征：颈强直、Kernig 征和 Brudzinski 征阳性 年龄小于 3 个月的幼婴和新生儿化脓性脑膜炎表现多不典型，主要差异在于： ①体温可高可低，或不发热，甚至体温不升 ②颅内压增高表现可不明显 ③惊厥可不典型 ④脑膜刺激征不明显
实验室检查	脑脊液检查：典型病例表现为压力增高，外观浑浊似米汤样。白细胞总数显著增多，$\geq 1 \times 10^9/L$，分类中性粒细胞为主。糖含量明显降低，蛋白显著增高。有时涂片革兰氏染色检查出致病菌，或细菌培养阳性 其他 ①血培养：疑似化脓性脑膜炎病例均应行血培养检查，早期病例血培养可阳性 ②皮肤瘀斑、瘀点找细菌：是发现脑膜炎双球菌重要而简便的方法 ③外周血象：白细胞总数大多明显增高，中性粒细胞为主 ④血清降钙素原 > 1.5ng/ml 提示细菌感染
并发症和后遗症	可能有硬脑膜下积液、脑室管膜炎、抗利尿激素异常分泌综合征、脑积水、各种神经功能障碍（如神经性耳聋、智力低下、癫痫、视力障碍和行为异常等）
诊断	凡有感染中毒症状、颅内压增高表现、脑膜刺激征阳性的婴幼儿，可考虑为中枢神经系统感染，结合脑脊液检查，即可确立诊断
鉴别诊断	除化脓菌外，结核杆菌、病毒、真菌等皆可引起脑膜炎，并出现与化脓性脑膜炎某些相似的临床表现而需要鉴别。脑脊液检查及病原学检查是鉴别诊断的关键。见表 16-3

化脓性脑膜炎的治疗

青霉胺苄或庆大，激素脱水加止惊；
对症治疗和支持，还应防治并发症。

表 16-14   化脓性脑膜炎的治疗

治疗	基本要点
抗生素治疗	用药原则：早期、足量、有效（静脉用药，药物为杀菌剂、易透过血 - 脑屏障）、疗程足 病原菌明确前的抗生素选择：目前主要选择万古霉素［(60mg（/kg·d)）］+ 第三代头孢菌素，如头孢噻肟 200mg/(kg·d)，或头孢曲松钠 100mg/(kg·d) 病原菌明确后的抗生素选择

续表

治疗	基本要点
	①临床症状无好转时，参照药敏试验换用抗生素 ②临床症状已有好转时，参照药敏试验加用抗生素，原抗生素继续使用 抗生素疗程：肺炎链球菌和流感嗜血杆菌脑膜炎，10～14天；脑膜炎球菌者7天；金黄色葡萄球菌和革兰氏阴性杆菌脑膜炎应21天以上。若有并发症，还应适当延长
肾上腺皮质激素	常用地塞米松 0.6mg/(kg·d)，连用 2～3 天
并发症治疗	①硬膜下积液：少量积液无须处理。如积液量较大，应做硬膜下穿刺放出积液，每次每侧不超过 15ml。个别迁延不愈者，需外科手术引流 ②脑室管膜炎进行侧脑室穿刺引流，结合用药安全性，选择适宜的抗生素脑室内注入 ③脑积水：主要依赖于手术治疗
对症和支持治疗	脱水、降低颅内压、控制惊厥、维持水和电解质及酸碱平衡

五、病毒性脑膜炎

头痛呕吐热谵妄，病理反射脑膜征；

血液白球多不高，脑液胞高糖正常；

腺苷肌苷干扰素，止惊脱水把温降；

昏迷侧卧常翻身，惊厥压舌防咬伤。

表 16-15　病毒性脑膜炎的概况

病毒性脑膜炎	基本要点
病因	约 80% 为肠道病毒，其次为虫媒病毒、腺病毒、单纯疱疹病毒、腮腺炎病毒等
临床表现	病情轻重差异很大，取决于病变主要是在脑膜或脑实质。一般说来，病毒性脑炎的临床经过较脑膜炎严重，重症脑炎更易发生急性期死亡或后遗症
病毒性脑膜炎	急性起病，主要表现为发热、恶心、呕吐、软弱、嗜睡。年长儿会诉头痛，婴儿则烦躁不安，易激惹。意识障碍不重，偶有惊厥。可有脑膜刺激征，但无局限性神经系统体征。病程大多在 1～2 周
病毒性脑炎	①弥漫性大脑病变：发热、反复惊厥发作、不同程度意识障碍和颅内压增高症状。严重者出现脑疝。部分患儿伴偏瘫或肢体瘫痪表现 ②额叶皮质运动区病变反复惊厥发作，伴或不伴发热 ③额叶底部、颞叶边缘系统病变：精神情绪异常，伴发热或无热。由单纯疱疹病毒引起者最严重（包涵体脑炎），病死率高

续表

病毒性脑膜炎	基本要点
辅助检查	①脑电图：以弥漫性或局限性异常慢波背景活动为特征，少数伴有棘波、棘 - 慢综合波。某些患者脑电图也可正常 ②脑脊液检查：外观清亮，压力正常或增加。白细胞数正常或轻度增多，分类计数以淋巴细胞为主，蛋白质大多正常或轻度增高，糖含量正常。涂片和培养无细菌发现 ③病毒学检查：部分患儿脑脊液病毒培养及特异性抗体测试阳性。恢复期血清特异性抗体滴度高于急性期 4 倍以上有诊断价值。PCR 法检测脑脊液病毒基因 ④磁共振：显示病变较 CT 敏感，并可发现脑干、小脑等处病变
治疗原则	①维持水和电解质平衡与合理营养供给 ②控制脑水肿和颅内高压 ③控制惊厥发作及严重精神行为异常 ④呼吸道和心血管功能的监护与支持 ⑤抗病毒药物如阿昔洛韦（首选）、更昔洛韦（CMV 脑炎）

六、脑性瘫痪

运动发育很落后，肢体瘫痪运动少；

姿势反射肌张力，三者表现均异常；

智力视听及语言，均有障碍见临床；

早期发现早治疗，综合措施应跟上。

表 16-16　脑性瘫痪的概况

脑性瘫痪	基本要点
临床表现	
基本表现	脑瘫以出生后非进行性运动发育异常为特征，一般都有以下 4 种表现 ①运动发育落后和瘫痪肢体主动运动减少 ②肌张力异常：可表现为肌张力增高、瘫痪肢体松软、变异性肌张力不全等 ③姿势异常：可出现多种肢体异常姿势，并因此影响正常运动功能的发挥 ④反射异常：多种原始反射消失延迟。痉挛型脑瘫患儿腱反射活跃，踝阵挛（+）、Babinski 征（+）
临床类型	按运动障碍性质分为： ①痉挛型 ②手足徐动型 ③肌张力低下型 ④强直型 ⑤共济失调型 ⑥震颤型 ⑦混合型

脑性瘫痪	基本要点
伴随症状和疾病	智力低下、癫痫、语言发育障碍、视力障碍、听力障碍等
治疗原则	①早期发现和早期治疗 ②促进正常运动发育，抑制异常运动和姿势 ③采取综合治疗手段 ④医生指导和家庭训练相结合，以保证患儿得到持之以恒的正确治疗

七、吉兰 - 巴雷综合征

诊断

感染病史与诱因，四肢软瘫常对称；

感觉障碍在末梢，四肢手套袜套型；

电生理与脑脊液，VCV 缓分离征。

治疗

及早插管是关键，病因治疗用"一线"；

静注免疫球蛋白，患者血浆应置换；

对症治疗心电监，康复理疗多训练。

表 16-17 吉兰 - 巴雷综合征（GBS）的概况

GBS	基本要点
临床表现	以学龄前和学龄期儿童为主，病前可有腹泻或呼吸道感染史
运动障碍	急性或亚急性起病，四肢尤其是下肢弛缓性瘫痪是本病的基本特征。两侧基本对称，以肢体近段或远段为主，或近、远段同时受累。瘫痪可能在数天或数周内从下肢向上发展，但绝大多数的进行性加重不超过 3～4 周。最急者也可在起病 24 小时内出现严重肢体瘫痪和（或）呼吸肌麻痹。部分患者伴有对称或不对称脑神经麻痹，甚至危及生命
感觉障碍	感觉障碍症状相对轻微，主要表现为神经根痛和皮肤感觉过敏。可有颈项强直，Kernig 征阳性
自主神经功能障碍	主要表现为多汗、便秘、一过性尿潴留、血压轻度增高或心律失常等
实验室检查	
脑脊液检查	80%～90% 的 GBS 患者脑脊液中蛋白增高，但白细胞计数和其他均正常，这种蛋白 - 细胞分离现象一般要到发病后第 2 周才出现

续表

GBS	基本要点
神经传导功能测试	AIDP：运动和感觉神经传导速度、远端潜伏期延长和反应电位时程增宽，波幅减低不明显。AMAN：运动神经反应电位波幅显著减低。AMASN：同时有运动和感觉神经电位波幅减低，传导速度基本正常
脊髓磁共振	可显示神经根强化
诊断	凡具有急性或亚急性起病的肢体软瘫、两侧基本对称、瘫痪进展不超过4周、起病时无发热、无传导束型感觉缺失和持续性尿潴留者，均应想到本病的可能。若证实脑脊液蛋白-细胞分离和（或）神经传导功能异常，即可确立本病诊断
治疗	
护理	①保持呼吸道通畅，勤翻身，防止坠积性肺炎或压疮 ②吞咽困难者要鼻饲，以防吸入性肺炎 ③保证足量的水分、热量和电解质供应 ④尽早对瘫痪肌群进行康复训练，防止肌肉萎缩，促进恢复 ⑤补充B族维生素、辅酶、神经生长因子等，促进恢复
呼吸肌麻痹的抢救	呼吸肌麻痹、呼吸衰竭，脑神经麻痹致咽喉分泌物积聚者，应及时做气管切开或插管，必要时使用呼吸机以保证有效通气和换气
免疫调节治疗	大剂量免疫球蛋白400mg/（kg·d）连用5天，或2g/kg分2日负荷剂量静脉滴注；患者血浆应置换，两者统称为一线治疗方法

八、重症肌无力

儿童重症肌无力，临床表现3类型；

新斯的明注射后，症状改善可确诊；

胆碱酯酶抑制药，首选溴吡斯的明；

皮质激素球蛋白，胸腺切除亦可行。

表16-18 重症肌无力（MG）的概况

MG	基本要点
临床表现	
儿童期重症肌无力	2～3岁是发病高峰，女孩多见。病程经过缓慢，其间可交替地完全缓解或复发，呼吸道感染每使病情加重。小儿MG很少与胸腺瘤并存，但偶可继发于桥本甲状腺炎等引起的甲状腺功能低下。临床主要表现有3种类型 ①眼肌型：最多见。单纯眼外肌受累，多数见一侧或双侧眼睑下垂，晨轻暮重。反复用力做睁闭眼动作也使症状更明显 ②脑干型：主要表现为第Ⅸ、Ⅹ、Ⅻ对后组脑神经所支配的咽喉肌群受累。突出症状是吞咽或构音困难、声音嘶哑等 ③全身型：主要表现为运动后四肢肌肉疲劳无力，严重者卧床难起，呼吸肌无力时危及生命

MG	基本要点
新生儿期重症肌无力	包括2种类型 ①新生儿暂时性重症肌无力：母亲系重症肌无力患者，娩出的新生儿可能出现全身肌肉无力。数天或数周后，肌力即可恢复正常 ②先天性重症肌无力：遗传性 Ach-R 离子通道异常，患儿生后全身肌无力和眼外肌受累，症状持续，治疗效果差
诊断	①药物诊断性试验：依酚氯铵（腾喜龙）或新斯的明药物试验时肌力很快明显改善，2～5分钟后作用消失为阳性反应 ②肌电图检查：表现为神经重复电刺激中反应电位波幅的快速降低，对本病诊断较有特异性 ③血清抗 Ach-R 抗体检查：阳性有诊断价值 ④胸部 CT 检查：明确有无胸腺瘤
治疗	
胆碱酯酶抑制药	是多数患者的主要治疗药物。首选药物为溴吡斯的明
糖皮质激素	长期规则应用可明显降低复发率。首选药物泼尼松
胸腺切除术	对于药物难控制病例可考虑胸腺切除术
大剂量静脉注射丙种球蛋白和血浆交换疗法	
肌无力危象的识别与抢救	治疗过程中患儿可发生2种肌无力危象 ①重症肌无力危象：因治疗延误或措施不当使 MG 本身病情加重，可因呼吸肌无力致呼吸衰竭。注射新斯的明能使症状迅速改善 ②胆碱能危象：由胆碱酯酶抑制药过量引起，除明显肌无力外，尚有前述严重毒蕈碱样症状。采用腾喜龙 1mg 肌内注射，胆碱能危象者出现症状短暂加重，重症肌无力危象者会因用药而减轻
禁用药物	氨基糖苷类抗生素、普鲁卡因胺、普萘洛尔、奎宁、β 受体阻滞药、青霉胺、大环内酯类及氟喹诺酮类抗生素等药物有加重神经 - 肌肉接头传递障碍的作用，应禁用

第十七章 内分泌系统疾病

一、生长激素缺乏症（侏儒症）

躯体性器生长慢，容貌幼稚暂正常；

生长激素明显低，刺激试验低血糖；

生长绒毛雄激素，早期使用促生长。

表 17-1 生长激素缺乏症（侏儒症，GHD）的概况

GHD	基本要点
临床表现	①生长落后，身高低于同种族、同年龄、同性别正常均值 –2SD，生长速度＜每年 5cm ②身材匀称、幼稚、皮脂丰满，智力正常 ③骨龄延迟，常落后实际年龄 2 岁以上 ④青春发育延迟 ⑤可伴垂体其他激素缺乏症状，如尿崩、甲低、低血糖、小阴茎
实验室检查	①生长激素刺激试验：包括生理性刺激和药物刺激试验。由于各种 GH 刺激试验均有一定的局限性，必须有 2 种以上药物性刺激试验结果都不正常时，才可诊断为生长激素缺乏症 ②血 GH 24 小时分泌谱测定 ③胰岛素样生长因子与 IGFBP-3 的测定 ④其他辅助检查：X 线检查常用左手腕关节正位片评定骨龄。GHD 患儿骨龄经常落后于实际年龄 2 岁以上。头颅 MRI 检查可了解下丘脑及垂体病变 ⑤其他内分泌检查 ⑥染色体核型分析
诊断	依据： ①匀称性身体矮小，身高处于同年龄、同性别、同地区正常健康儿童生长曲线的第 3 百分位数以下 ②生长缓慢，每年增长＜5cm ③骨龄落后其实际年龄 2 岁以上 ④2 种药物刺激试验结果均显示生长激素峰值低下（＜10μg/L） ⑤智力正常 ⑥排除其他生长障碍的疾病
鉴别诊断	需与家族身材矮小、体质性生长及青春期延迟、特发性矮身材、先天性甲状腺功能减低、骨骼发育异常、先天性卵巢发育不全综合征及其他内分泌代谢疾病引起的生长落后等疾病相鉴别
治疗	①生长激素：基于重组人生长激素替代疗法 ②同时伴有性腺轴功能障碍的患儿，骨龄达 12 岁时就可开始使用性激素治疗 ③一般治疗：充足的睡眠，合理的营养和运动

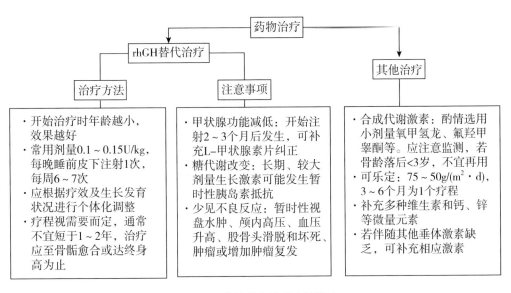

图 17-1　生长激素缺乏症的治疗

二、中枢性尿崩症

疾病损伤下丘脑，ADH 难分泌；

烦渴多饮和多尿，尿的比重特别低；

尽快使用加压素，替代疗法可救急。

表 17-2　中枢性尿崩症的概况

中枢性尿崩症	基本要点
临床表现	自出生后数月至少年时期任何年龄均可发病，主要以烦渴、多饮、多尿为临床症状。尿比重低且固定。婴幼儿由于喂水不足可能发生便秘、低热、脱水甚至休克、惊厥和昏迷，严重的脱水可导致脑损伤及智力缺陷。儿童可出现少汗、皮肤干燥、精神不振、食欲缺乏、体重不增、生长迟缓等症状。如充分饮水，一般情况可正常，无明显异常体征。
实验室检查	①尿液检查：尿比重小于 1.005，尿渗透压可低于 200mmol/L ②血生化检查：电解质一般正常，血渗透压可正常或偏高 ③禁水试验：尿崩症患儿一直排出低渗尿，血钠和血渗透压分别上升至超过 145mmol/L 和 295mmol/L，体重较试验前下降 3% ~ 5% ④加压素试验：禁水试验结束后，异常者行加压素试验 ⑤血浆 AVP 测定 ⑥影像学检查：选择性行头颅 CT 或 MRI 检查，以排外颅内肿瘤
诊断与鉴别诊断	中枢性尿崩症需与其他原因引起的烦渴、多饮、多尿鉴别，如高渗性利尿症、低血钾症、高血钙症、精神性烦渴、继发性肾性多尿、原发性肾性尿崩症等疾病
治疗	①病因治疗 ②药物治疗：鞣酸加压素，也称长效尿崩停；1- 脱氨 -8-D- 精氨酸加压素；其他药物，如双氢克尿噻、氯贝丁酯、氯磺丙脲、卡马西平等药物

三、性早熟

第二性征出现早，病因治疗很重要。

表 17-3　性早熟的概况

性早熟	基本要点
病因和分类	①中枢性早熟（真性性早熟）：包括特发性性早熟、继发性性早熟及其他疾病；少数没有治疗的原发性甲状腺功能减低症患儿可能出现中枢性性早熟 ②外周性性早熟（假性性早熟）：包括由性腺肿瘤、肾上腺疾病、外源性物质及其他疾病所引起 ③部分性性早熟：也称不完全性性早熟，包括单纯性乳房提前发育、单纯性阴毛早现和单纯性早初潮等
临床表现	性早熟女孩较男孩多见，中枢性性早熟的临床特点是提前出现第二性征发育，身高和体重过快增长和骨骼成熟加快，成年后的身高反而较矮 外周性性早熟的性发育过程与正常发育规律不同 颅内肿瘤导致的性早熟患儿在病程早期常只有性早熟表现，后期出现颅内高压、视野缺损等定位征象
实验室检查	① GnRH 刺激：LH 峰值 > 5U/L 或 LH/FSH 峰值 > 0.6 ~ 1.0，可认为其性腺轴功能已启动 ②骨龄测定：患儿一般骨龄提前，骨龄超过实际年龄 1 岁以上可视为提前 ③ B 超检查：选择 B 超检查女童卵巢、子宫的发育情况；男童注意睾丸、肾上腺皮质等部位有无异常 ④ CT 或 MRI 检查：怀疑为颅内肿瘤或肾上腺疾病导致者，应行头颅 MRI 或腹部 CT 检查明确 ⑤其他检查：根据不同临床表现可进一步选择其他相应的检查
诊断与鉴别诊断	性早熟的诊断首先要明确是否为性早熟；其次是区分性早熟是属于中枢性或外周性；最后是寻找其病因。特发性性早熟的诊断过程中要排除其他原因导致的性早熟，特别是和中枢神经系统、肾上腺、性腺及肝肿瘤相鉴别
治疗	①病因治疗 ②药物治疗：目前主要用促性腺激素释放激素类似物治疗

四、先天性甲状腺功能减退症（甲减）

蜡黄脸朦下拉行，鼻扁唇厚口常开；

头大颈短四肢短，身长腹凸走摇摆；

发稀皮粗运动钝，性征落后智笨呆；

T_3 和 T_4 吸碘低，甲状腺片替终身。

表 17-4　先天性甲状腺功能减退症（甲减）的概况

甲减	基本要点
临床表现	新生儿期表现：过期产，出生体重＞90 百分位，前、后囟大，身长头围可正常；胎粪排出延迟，腹胀、便秘、脐疝、黄疸消退延迟；低体温、哭声低且少，少动多睡、反应差，吃奶少且吸吮力弱，心率、呼吸慢，易硬肿 典型表现（出生半年后） ①特殊面容：头大、颈短、皮肤干粗、面色黄黏液水肿、毛发稀疏无光泽；眼距宽、鼻根低平、唇厚、舌体肥厚常伸于口外，躯干长、四肢短、腹膨胀 ②神经系统功能障碍：智力发育延迟、呆板面容、反应迟钝、感音性耳聋 ③生理功能低下：安静少动、嗜睡、纳差、声嘶、怕冷、便秘；脉搏、呼吸、心率均缓慢、心音低钝、肠鸣音弱、肌张力低 ④甲状腺肿大：常见于甲状腺腺素合成酶缺陷者 ⑤辅助检查：心电图，低电压、PR 间期延长，T 波改变；甲状腺功能异常，骨龄落后 地方性甲状腺功能减退症 ①"神经性"综合征：以共济失调、痉挛性瘫痪、聋哑和智力低下为特征，但甲状腺功能基本正常或仅轻度减低 ②"黏液水肿性"综合征：以显著的生长发育落后和性发育落后、黏液性水肿、智力低下为特征，血清 T_4 降低，TSH 增高，约 25% 的患儿出现甲状腺肿大 TSH 和 TRH 分泌不足
实验室检查	新生儿筛查：出生后 2～3 天的新生儿采用干血滴纸片检测 TSH 浓度作为初筛，结果若＞15～20mU/L，再采集血标本检测血清 T_4 和 TSH 以确诊 血清 T_4、T_3、TSH 测定：对新生儿筛查结果可疑或临床有疑似症状的小儿都应检测血清 T_4 和 TSH 浓度，若 T_4 降低，TSH 明显增高者可确诊。血清 T_3 在甲状腺功能减低时可能降低或正常 TRH 刺激试验：对疑有 TSH 或 TRH 分泌不足的患儿，可按 7μg/kg 静脉注射 TRH，正常者在注射后 20～30 分钟内出现 TSH 高峰，90 分钟后又回至基础值。不出现反应峰时应考虑垂体病变，若 TSH 反应峰甚高或持续时间延长，则提示下丘脑病变 骨龄测定：该病患儿骨龄明显较实际年龄落后 放射性核素检查：检查患儿甲状腺发育状况及大小、形状、位置
不同病因甲减的鉴别	见表 17-5
治疗	见表 17-6

表 17-5　不同病因甲状腺功能减退症的临床特点

鉴别疾病	临床特征	甲状腺功能检查
甲状腺发育不全	包括甲状腺不发育、发育不全或异位，为先天甲减最常见的原因（占 90%），女孩多见，可能与遗传素质与免疫介导机制有关。其中 1/3 病例为甲状腺完全缺如，余为发育不全或异位	① T_3 正常或↓；T_4 ↓ ② TSH ↑ ③ TG 测不出或↓
地方性流行性甲减	"神经性"综合征：共济失调、痉挛性瘫、聋哑、智力低下，身材正常	甲功正常或 T_4 轻度↓
	"黏液水肿性"综合征：显著的生长发育和性发育落后，智力低下、黏液水肿面容，部分患儿甲状腺肿大	① T_4 ↓ ② TSH ↑
甲状腺激素受体缺陷（甲状腺素抵抗/不敏感）	常染色体隐性遗传或为散发病例，典型病例临床表现为甲减分为三类： ①全身靶组织对甲状腺素抵抗 ②单一垂体对甲状腺素抵抗 ③外周组织对甲状腺素抵抗	① T_3 ↑ ② T_4 ↑ ③ TSH 轻至中度↑
暂时性甲减	母亲服用抗甲状腺药物或母亲患自身免疫性疾病，存在抗 TSH 受体抗体，通过胎盘导致胎儿甲低，通常在出生后 3 个月好转	① T_4 正常 ② TSH 轻至中度↑
下丘脑垂体甲减	TSH 分泌不足：甲减表现同时常合并其他垂体激素如生长激素、催乳素、黄体生成素缺乏的表现，是由位于 3p11 的 Pit-1 基因突变所致，临床上称为多种垂体激素缺乏症（multi pituitary hormone deficiency，MPHD）	① T_3 ↓ ② T_4 ↓ ③ TSH↓、正常或轻度↑

表 17-6　先天性甲状腺功能减退症的治疗原则

治疗方案	具体措施
一般治疗	饮食中富含蛋白质、矿物质及维生素
甲状腺素替代治疗	
原则	暂时性甲减无须替代治疗，一旦确诊永久性甲减，需终身替代治疗，先从小剂量开始，根据临床情况调节，注意避免用药过量
常用制剂	左旋甲状腺素钠片（每片 20μg、每片 50μg）
服用方法	每日 1 次顿服
监测指标	临床症状及甲状腺功能：TSH 浓度正常，T_4 正常高限；基础代谢率恢复正常，食欲好转，便秘消失，体能、智能发育改善
药物不良反应	药物过量可致基础代谢率增高，表现为怕热、多汗，以及消瘦、腹泻、心悸等

五、先天性肾上腺皮质增生症

肾上皮质增生症，常染隐性遗传病；

皮质激素合成少，临床表现 3 类型；

早期诊断和治疗，激素替代应长期。

表 17-7 先天性肾上腺皮质增生症（CAH）的概况

项目	基本要点
临床表现	本症以女孩较多见。本病的临床症状取决于酶缺陷的部位和严重程度。21-羟化酶缺乏症（21-OHD）是先天性肾上腺皮质增生症中最为常见的一种类型，占典型病例的 90%～95%。临床症状可表现为 3 种类型：单纯男性化型、失盐型、非典型。常见类型见表 17-8
实验室检查 生化检查	①尿液中的 17-羟类固醇、17-酮类固醇与孕三醇测定：其中 17-酮类固醇是反映肾上腺皮质分泌雄激素的一个重要指标，肾上腺皮质增生症患儿 17-酮类固醇明显增高 ②血液中的 17-羟孕酮、醛固酮、肾素-血管紧张素原、脱氧皮质酮、脱氢异雄酮及睾酮等的测定：17-羟孕酮明显升高是 21-羟化酶缺乏的特异性指标，是较为可靠的诊断依据 ③血电解质水平测定：失盐型可有低钠、高钾血症 ④血皮质醇、ACTH 测定
其他检查	①染色体检查：有利于鉴定性别 ②X 线检查：拍摄左手腕、掌、指骨正位片来判断骨龄。患儿骨龄常超过其年龄 ③CT 或 MRI 检查：可发现双侧肾上腺有增大 ④基因诊断
诊断与鉴别诊断	本病若能早期诊断、早期治疗，对患儿的正常发育和生活可能影响不大，故早期明确诊断极为重要，并需与其他相关疾病鉴别 ①失盐型可能被误诊为先天性肥厚型幽门狭窄或者肠炎 ②单纯男性化型要与真性性早熟、男性性肾上腺肿瘤等疾病鉴别
治疗	①及时纠正水和电解质紊乱（针对失盐型患儿）：静脉补液可以用生理盐水，有代谢性酸中毒时则需用 0.45% 氯化钠和碳酸钠溶液。禁用含钾溶液 ②长期治疗：a. 糖皮质激素：一般氢化可的松为每日 10～20mg/m^2，分 2～3 次口服。b. 盐皮质激素：口服氟氢可的松为每日 0.05～0.1mg，症状改善后渐减停 ③手术治疗

表 17-8 各种类型 CAH 的临床特征

酶缺陷	盐代谢	临床类型
21- 羟化酶		
失盐型	失盐	男性假性性早熟，女性假两性畸形
单纯男性化型	无异常	男性假性性早熟，女性假两性畸形
11β- 羟化酶	高血压	男性假性性早熟，女性假两性畸形
17- 羟化酶	同上	男性假两性畸形，女性性幼稚
3β- 羟类固醇脱氢酶	失盐	男性、女性均假两性畸形
类脂性肾上腺皮质增生	同上	男性假两性畸形，女性性幼稚
18- 羟化酶	同上	男、女性性发育正常

六、儿童糖尿病

三多一少易确诊，血糖增高尿阳性；

自然病程四阶段，酸中毒发因酮症。

表 17-9 儿童糖尿病的临床表现和诊断

儿童糖尿病	基本要点
病理生理	见图 17-2
临床表现	①1 型糖尿病患儿起病较急，一般有感染或饮食不当等诱因 ②典型症状是多饮、多食、多尿和体重减轻（即"三多一少"），年长儿可出现消瘦、精神不振、乏力等体质显著下降的症状 ③约 40% 的糖尿病患儿在就诊时已处于酮症酸中毒状态，常因急性感染、饮食过量、诊断延误、突然停用胰岛素治疗等诱发，多表现为起病急骤，进食少，恶心、呕吐、腹痛等消化系统症状，关节痛或肌肉疼痛，皮肤黏膜干燥等脱水表现，呼吸深长，呼气中带有酮味，血压降低，脉搏细速，体温低，甚至出现嗜睡、淡漠、昏迷 ④病程较久，对糖尿病血糖控制不好时可发生生长落后、智力发育迟缓、肝大，称为 Mauriac 综合征 ⑤晚期可出现蛋白尿、高血压、肾衰竭等糖尿病肾病的表现，还可出现白内障、视力障碍、眼视网膜病变，甚至导致双目失明 ⑥儿童糖尿病有特殊的自然病程，分 4 个阶段：急性代谢紊乱期、暂时缓解期、强化期及永久性糖尿病期
实验室检查	见表 17-10
诊断标准	见表 17-11

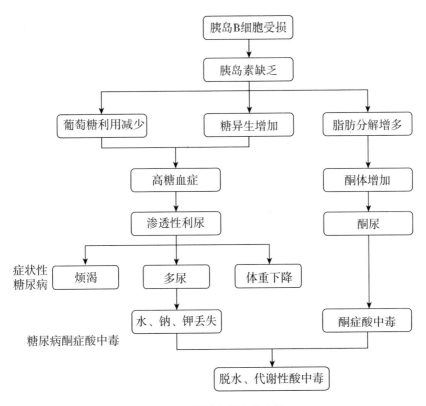

图 17-2　糖尿病的病理生理

表 17-10　糖尿病的实验室检查

实验室检查	说明
尿液检查	①尿糖：尿糖定性一般为阳性。尿糖可间接反映糖尿病患儿血糖控制情况 ②尿酮体：糖尿病患儿伴有酮症酸中毒时呈阳性 ③尿蛋白：可反映肾的病变情况
血液检查	①血糖：a. 患儿有"三多一少"典型症状，其餐后任意时刻血糖 ≥ 11.1mmol/L；b. 空腹血糖 ≥ 7.0mmol/L；c. 2小时口服葡萄糖耐量试验血糖 ≥ 11.1mmol/L。符合以上任意1项标准即可诊断为糖尿病 ②血脂：胆固醇、三酰甘油和游离脂肪明显增高，治疗适当时可使其降低；检测血脂水平有助于判断糖尿病控制情况 ③血气分析：I型糖尿病患儿并发酮症酸中毒的比率极高，当血气分析提示患儿血 pH < 7.30，HCO_3^- < 15mol/L 时，即表示有代谢性酸中毒的存在 ④糖化血红蛋白：正常人的 HbA1c < 7%，治疗较好的患儿应 < 7.5%，若 > 9%则表示血糖控制不好。因此 HbA1c 可作为近期病情是否有效控制的指标
葡萄糖耐量试验	用于空腹血糖在正常范围或者正常高限，餐后血糖高于正常值而尿糖偶尔阳性者

表 17-11　糖尿病的诊断标准（美国糖尿病学会 ADA，1997；IDF，2006）

口服葡萄糖耐量试验（OGTT）	空腹血糖受损（IFG）	糖耐量低减（IGT）	糖尿病（DM）
空腹血糖（mmol/L）	≥6.1 但 < 7.0	< 5.6	≥7.0
餐后 2 小时血糖（mmol/L）	正常	≥7.8 但 < 11.1	≥11.1

符合下列任一标准即可诊断为糖尿病
①有典型症状者，且任意血糖 11.1mmol/L
②空腹血糖 7.0mmol/L
③OGTT 2 小时血糖 ≥11.1mmol/L
④无症状患者诊断的确立，必须重复检测至少 2 次，证明具有明显的不正常高血糖症

糖尿病的治疗

饮食控制最重要，运动治疗不可少；

口服药物降血糖，胰岛素治疗效好；

宣传教育和管理，并发症治要及早。

表 17-12　糖尿病的治疗

治疗措施	说明
饮食管理	糖尿病的饮食管理不是限制饮食，而是进行按计划饮食 ①每日总热量需要量：每日所需热量（kcal）为 1000+［年龄 ×（80 ~ 100）］，对年龄偏小者宜稍偏高。全天热量分配早餐为 1/5，中餐和晚餐都为 2/5，每餐中预留少量（5%）做餐间点心 ②食物的成分和比例：蛋白质为 15% ~ 20%，糖类为 50% ~ 55%，脂肪为 30%
胰岛素长期治疗	胰岛素的种类、剂量、注射方法都可能影响疗效 ①胰岛素制剂：目前胰岛素常用制剂有正规胰岛素（RI）、中效胰岛素（NPH）、长效胰岛素（PZI） ②胰岛素治疗方案：新诊断的糖尿病患儿中，轻症者胰岛素一般用量为每天 0.5 ~ 1.0U/kg，青春期儿童、出现明显临床症状的患儿及酮症酸中毒恢复期开始治疗时胰岛素需要量 > 1U/kg。每天 2 次方案为：NPH 和 RI 按 2：1 混合。每日皮下注射 2 次：早餐前 30 分钟，2/3 总量；晚餐前 30 分钟，1/3 总量。还有每天 3 次方案、基础一餐时大剂量案和持续皮下胰岛素输注方案 ③胰岛素剂量的调整：根据用药当日血糖或尿糖监测结果调整次日的胰岛素用量，每隔 2 ~ 3 天调整 1 次用量，直到尿糖不超过（++） ④胰岛素的长期治疗注意事项：a. 胰岛素过量，胰岛素过量可导致 Somogyi 现象。由于胰岛素超量，在凌晨 2 ~ 3 时易发生低血糖，在反调节激素的作用下使血糖增高，而清晨就出现高血糖。b. 胰岛素不足，胰岛素剂量不足可导致清晨现象。c. 胰岛素耐药，用量超过 2U/kg，血糖仍控制不好
运动治疗	
宣教和管理	
血糖监测	
预防并发症	预防微血管继发损害造成的肾功能损害、眼视网膜及心肌等病变

糖尿病酮症酸中毒

糖尿病酮症酸中毒的诊断

呕吐休克脱水貌，烂苹果味库斯莫；

糖尿尿酮强阳性，血糖飙升血酮高；

白总中粒都增高，二氧化碳结合少；

再参病史与诱因，晚期昏迷少无尿。

表 17-13　糖尿病酮症酸中毒（DKA）的诊断

诊断依据	具体要点
高危因素	①糖尿病控制差或以前反复出现 DKA 者 ②围青春期女孩 ③精神异常或患有进食紊乱症 ④问题家庭的患儿 ⑤遗漏胰岛素注射 ⑥无钱就医者 ⑦胰岛素泵使用不当者
典型症状	①脱水 ②深大或叹气样呼吸（Kussmaul respiration） ③恶心、呕吐、腹痛，可类似于急腹症 ④进行性意识障碍或丧失 ⑤白细胞增多或核左移 ⑥血清淀粉酶非特异性增高 ⑦合并感染时可发热
生化标准	血糖 > 11.1mmol/L，静脉 pH < 7.3，或血 HCO_3^- < 15mmol/L，酮血症和酮尿症。儿童偶见血糖正常范围的 DKA
血气分析分度	轻度 pH < 7.3，或 HCO_3^- < 15mmol/L；中度 pH < 7.2，或 HCO_3^- < 10mmol/L；重度 pH < 7.1，或 HCO_3^- < 5mmol/L

糖尿病酮症酸中毒的抢救

首要关键是补液，大量快速纠脱水；

小剂胰岛素治疗，水电平衡与补碱；

防治诱因并发症，监护直至脱危险。

表 17-14　糖尿病酮症酸中毒的治疗原则

治疗要点	具体措施
目标	纠正脱水酸中毒，维持血糖接近正常，避免相关的并发症，注意识别和处理突发事件
中心内容	补液和小剂量胰岛素应用等降低血糖、纠正酮症酸中毒的相关处理；控制感染
方法	紧急评估、急诊处理和对症处理，治疗监测、再次评估、调整治疗

第十八章 儿童急救

一、儿童心搏呼吸骤停和心肺复苏

不见呼吸及心搏，动脉搏动亦消失；

迅速实施 CPR，立即启动 EMS；

ALS 紧跟上，争分夺秒来抢救。

表 18-1 儿童心搏呼吸骤停的概况

项目	基本要点
儿童心搏呼吸骤停的病因	①疾病状态下出现心搏呼吸骤停：重症呼吸系统疾病；严重低血压及心脏病；神经、肌肉疾病急剧恶化；某些临床诊疗操作 ②意外伤害：如车祸、外伤、溺水、触电、烧伤、误服农药等
临床表现及诊断	①症状：突然昏迷，呼吸停止，部分病例可有一过性抽搐，面色灰暗或发绀； ②体征：瞳孔散大、对光反射消失、大动脉搏动消失、心音消失 ③心电图：可见等电位线、电机械分离或室颤等 凡突然昏迷及大动脉搏动消失即可确诊。对可疑病例应先行复苏术
抢救是儿童的生存链	包括 5 个环节：①防止心搏呼吸骤停；②尽早进行心肺复苏；③迅速启动急救医疗服务系统；④快速高级生命支持；⑤综合的心肺骤停后治疗 儿童基本生命支持（PBLS）：PBLS 包括生存链中的前 3 个环节，基本生命支持（BLS）是恢复自主循环、挽救心搏呼吸骤停患者生命的基础 儿童高级生命支持（PALS）：PALS 为儿童心肺复苏的第二阶段，ALS 的重点是最大限度改善预后 心搏骤停后的综合治疗：主要针对自主循环恢复后的治疗和护理 具体处理措施见表 18-2

表 18-2 心搏呼吸骤停的处理

处理	基本要点
快速评估和启动急救医疗服务系统	快速评估环境对患儿和抢救者是否安全、评估患儿的呼吸（5～10 秒之内作出判断）和反应性、检查大血管搏动（10 秒之内做出判断），迅速决定是否需要进行 CPR
迅速实施 CPR	自主循环恢复（ROSC）和避免复苏后神经系统后遗症非常重要。婴儿和儿童 CPR 顺序为 C-A-B，即胸外按压（C）、开放气道（A）和建立呼吸（B）；对于新生儿，心搏骤停多为呼吸因素所致，其 CPR 顺序为 A-B-C（图 18-1） 在医院外发生，且未被目击的心搏骤停先给予 5 个周期的 CPR（约 2 分钟），然后使用自动体外除颤器（AED）；若目击突发性心搏骤停，或心电监护显示有无脉性室性心动过速或室颤时，应尽早除颤

续表

处理	基本要点
迅速启动急救医疗服务系统（EMS）	如果现场有 2 人施救，则 1 人在实施 CPR，另 1 人迅速启动 EMS。若只有 1 人施救，则在实施 5 个循环的 CPR 后，联络 EMS，并尽快恢复 CPR，直至急救医务人员抵达
高级生命支持（ALS）	①高级气道通气：包括放置口咽气道或鼻咽气道、喉面罩通气道、食管 - 气管联合导气管等 ②供氧：自主循环（ROSC）尚未恢复前，使用 100% 纯氧复苏；ROSC 后根据动脉血氧饱和度逐步调整供氧，保证动脉血氧饱和度 ≥ 94% ③建立与维持输液通路：首选周围静脉通路，必要时可同时建立周围静脉通路和中心静脉通路。90 秒内不能建立静脉通路时应快速建立骨髓内通路（IO） ④药物治疗：常用急救药物选择见表 18-3 ⑤其他治疗：对复苏后出现的颅内高压、低血压、心律失常等应给予处理

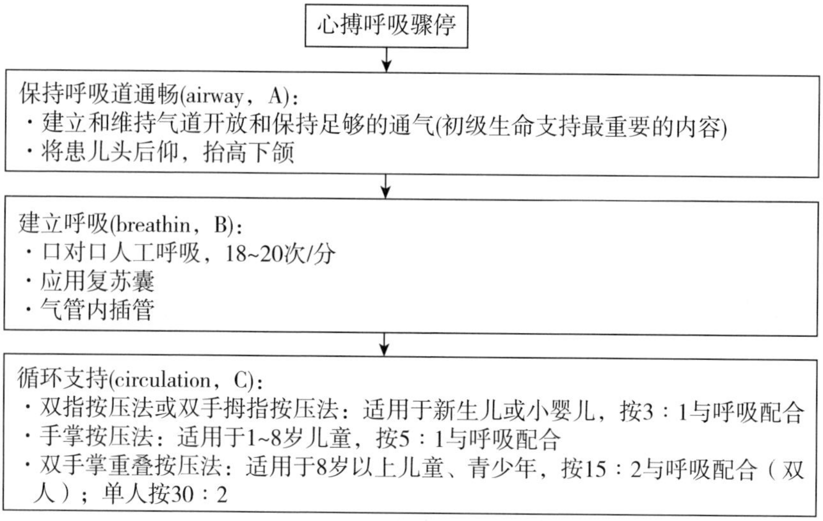

```
        心搏呼吸骤停
             │
             ▼
保持呼吸道通畅(airway，A)：
·建立和维持气道开放和保持足够的通气(初级生命支持最重要的内容)
·将患儿头后仰，抬高下颌
             │
             ▼
建立呼吸(breathin，B)：
·口对口人工呼吸，18~20次/分
·应用复苏囊
·气管内插管
             │
             ▼
循环支持(circulation，C)：
·双指按压法或双手拇指按压法：适用于新生儿或小婴儿，按3∶1与呼吸配合
·手掌按压法：适用于1~8岁儿童，按5∶1与呼吸配合
·双手掌重叠按压法：适用于8岁以上儿童、青少年，按15∶2与呼吸配合（双人）；单人按30∶2
```

图 18-1　心肺复苏的基本步骤（ABC）

表 18-3　常用急救药物

药物	应用说明
肾上腺素	是目前复苏的首选药物。肾上腺素是正性肌力药物，能升高主动脉舒张压和冠状动脉灌注压。静脉或骨髓内给药剂量为 0.01mg/kg（1∶10 000 溶液 0.1ml/kg），最大剂量 ≤ 1mg；气管内给药（ET）剂量为 0.1mg/kg，最大剂量 ≤ 2.5mg；必要时每隔 3 ~ 5 分钟重复 1 次
碳酸氢钠	目前不主张常规给予碳酸氢钠，当自主循环建立及抗休克液体输入后，可依血气分析结果来决定是否用碳酸氢钠
阿托品	目前已不再推荐阿托品作为心肺复苏的常规治疗药物

续表

药物	应用说明
葡萄糖	由于高血糖和低血糖均可导致脑损伤,因此危重患儿应密切监测血糖浓度。低血糖时,应静脉或骨髓内给予葡萄糖 0.5～1.0g/kg(新生儿用 10% 葡萄糖 5～10ml/kg,婴儿和儿童用 25% 葡萄糖 2～4ml/kg,青少年用 50% 葡萄糖 1～2ml/kg)。CPR 后常出现应激性高血糖,因此 CPR 期间宜用无糖液体,血糖高于 10mmol/L 即要控制
钙剂	儿童 CPR 不常规应用钙剂
纳洛酮	为阿片受体拮抗药,用于阿片类药物过量。< 5 岁或体重 ≤ 20kg 者用 0.1mg/kg,≥ 5 岁或体重 ≥ 20kg 者用 2mg,静脉或骨髓内给药
腺苷	是终止室上性心动过速的有效药物,应在心电监护下用药。腺苷不得用于预激综合征(W-P-W 综合征)和非规则宽 QRS 波群心动过速(QRS 波时限 > 0.09 秒)
胺碘酮	用于多种心律失常,对于室颤,经 CPR、2～3 次电除颤、注射肾上腺素无效后,可使用胺碘酮。剂量为 5mg/kg,静脉或骨髓内给药,可重复给药 2 次至总剂量达 15mg/kg。用药时应监测心电图和血压
利多卡因	用于室性心动过速、室颤和频发性室性期前收缩。可静脉或骨髓内给药,负荷剂量为 1mg/kg,维持剂量为 20～50μg/(kg·min)

二、急性呼吸衰竭

低氧血症高碳酸,呼吸运动会增强;

呼吸衰竭太严重,呼吸运动反下降;

脑的功能出障碍,意识活动不正常;

快给患者输氧气,提高动脉氧分压;

运用人工呼吸机,降低动脉碳酸气;

改善心脑等功能,还应防治原发病。

表 18-4　急性呼吸衰竭的诊断、评估和治疗

急性呼吸衰竭	基本要点
诊断	临床表现与体征:呼吸运动强弱程度,呼吸频率、呼吸幅度、发绀、上呼吸道梗阻、意识状态改变等
评估	肺气体交换障碍程度的评估:血气分析结果非常重要,宜注意心脏疾病、给氧等的影响
治疗	一般治疗:舒适体位,胸部物理治疗,营养支持,合理液体平衡 原发疾病的治疗:针对原发疾病的治疗 氧疗与呼吸支持:①吸氧,②辅助机械通气 特殊的呼吸支持 ①体外膜氧合(ECMO) ②液体通气 ③高频通气 ④ NO 吸入治疗

三、颅内高压综合征

感染脑病颅压高，呕吐囟隆极烦躁；

眼底改变颈强直，CT 超声检查脑；

呼吸不齐瞳不等，提示脑疝快治疗；

给氧脱水和激素，能量营养脑细胞；

降温镇静除病因，头位抬高水盐少。

表 18-5　颅内高压综合征的概况

颅内高压综合征	基本要点
病因	脑脊液循环障碍：①脑脊液产生增多；②脑脊液吸收障碍 脑水肿：①广泛性脑水肿由创伤、毒素、代谢、低氧、感染等引起；②局限性脑水肿由局部创伤、占位性病变引起 颅内血容量增加
临床表现和诊断	见表 18-6
治疗 　一般处理	①侧卧位，头部抬高30° ②保持气道通畅，必要时吸氧 ③高热时降温 ④维持水、电解质平衡和营养 ⑤严密监护病情变化，如意识、瞳孔大小、心率、血压及呼吸
降低颅内压	①20% 甘露醇 ②呋塞米 ③肾上腺皮质激素
手术治疗	①穿刺减压术 ②手术分流
病因治疗	

表 18-6　颅内高压综合征的临床表现和诊断

项目	轻度	重度
症状	头痛、呕吐、烦躁、萎靡、嗜睡、惊厥	反复惊厥、昏迷
面色	苍白	苍灰
血压或囟门	血压升高（合并休克可不高）、囟门张力增高	血压升高时更明显
呼吸	增快	节律不整（双吸气、下颌呼吸、呼吸暂停等）
肌张力	肌张力增高	同时有四肢内旋发紧

项目	轻度	重度
眼部检查	无异常	球结膜充血、瞳孔不等大、光反射迟钝
眼底检查	小动脉痉挛 A ： V=1 ： 2（3）	小静脉淤张、视盘水肿
甲皱观察	管袢毛细血管变细、管袢数目减少	更明显，形态模糊

四、儿童急性中毒

根据病史和症状，确定毒物及鉴定；

尽快排毒和解毒，应用特异解毒药；

心肺功能要维持，对症处理亦并重。

表 18-7　儿童急性中毒的诊断和处理

项目	基本要点
中毒途径	①消化道途径：最多见，如食物中毒、误服各种药物、灭鼠药中毒、有毒动植物中毒等 ②呼吸道途径：一些有毒气体如一氧化碳、喷洒有机磷农药时经呼吸道吸入引起中毒 ③皮肤黏膜：直接接触或破损后造成损害，如农药污染衣物，乙醇经皮肤吸收，蜂刺伤，动物咬伤，强酸、强碱中毒等 ④经注射中毒
临床表现	见表 18-8
诊断	①详细询问病史：起病突然；接触和误服毒物史；病前无感染征象 ②有提示毒物类型的特征性症状、体征 ③毒源调查：取静脉血（3ml 红帽管）、尿、残存毒物、呕吐物或洗胃第一管内毒物进行毒物鉴定（诊断流程见图 18-2）
治疗	治疗流程见图 18-3；常见毒物的解毒药见表 18-9

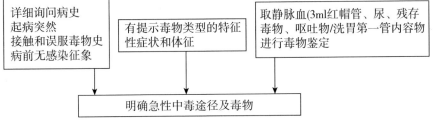

图 18-2　小儿急性中毒的诊断流程

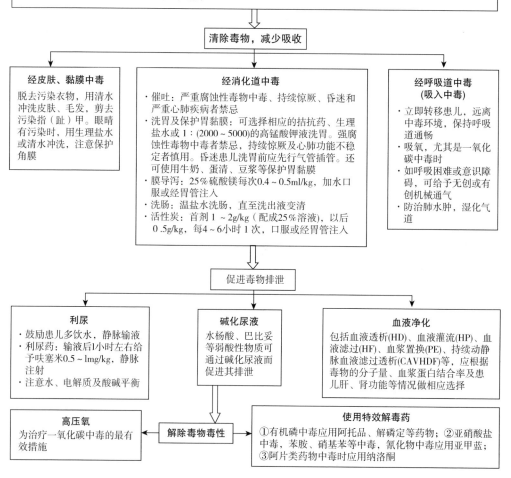

图 18-3　小儿急性中毒的治疗流程

表 18-8　小儿急性中毒的临床特征与可能毒物

临床特征	可能毒物
呼气、呕吐物有特殊气味：蒜臭、硫臭味、杏仁味、异味	无机磷、有机磷、砷、硒、碲、铊等 含硫化合物 含氰苷及氰酸类 煤油、乙醇、碳酸、来苏、烟草、有机氯、稀氨、乙醚等
口干渴、皮肤干燥、潮红	阿托品类
流涎、大汗	有机磷、毒蕈、砷、汞、六氯化苯（六六六）、水杨酸类
口唇面颊樱桃红色	一氧化碳、氰化物等
面部皮肤潮红	阿托品类、乙醇、烟草酸、血管扩张药

续表

临床特征	可能毒物
皮肤发绀但呼吸困难不显著	高铁血红蛋白血症、亚硝酸盐、磺胺类、非那西汀、含硫化合物
呼吸困难而无发绀	一氧化碳、氰苷及氰酸、砷、汞
幻视、幻听、乱语、躁狂	阿托品类、氯丙嗪、异丙嗪（非那根）、毒蕈、酒精、樟脑、大麻
色视	山道年、洋地黄、大麻
心动过速、心律失常	洋地黄、夹竹桃、蟾蜍、奎宁、钡
肺水肿	有机磷、毒蕈、毒气、氨、溺水
肌肉震颤抽动	有机磷、敌敌畏、钡、汞、烟碱、异烟肼
肌肉麻痹	肉毒杆菌、河豚、蛇咬、野芹、乌头
尿蓝绿色	亚甲蓝、酚、麝香草酚、水杨酸苯酯等

表 18-9　常见毒物的解毒药及剂量、用法

中毒种类	有效解毒药	剂量及用法
砷、汞、锌、铜	二巯基丙醇	每次 3～5mg/kg，深部肌内注射，每 4 小时 1 次，常用 5～10 天为 1 个疗程
铅、铁、铜、汞	依地酸二钠钙	1～1.5g/(m²·24h)，每 12 小时 1 次，肌内注射共 5 天
高铁血红蛋白血症（亚硝酸盐、磺胺类等）	亚甲蓝	每次 1～2mg/kg，配成 1% 溶液，静脉注射，或每次 2～3mg/kg，口服，若症状不消失或重现，则 0.5～1 小时后可再重复
有机磷化合物类（敌百虫、敌敌畏、乐果等）	碘解磷定　氯解磷定	每次 15～30mg/kg，配成 2.5% 溶液静脉缓慢注射或静脉滴注，严重患儿 2 小时后可重复注射，并与阿托品同时使用，至肌肉颤动停止，意识恢复，氯解磷定可做肌内注射
新斯的明、毛果芸香碱、毒蕈	阿托品	每次 0.03～0.05mg/kg，皮下注射，必要时每 15～30 分钟 1 次
阿托品、莨菪碱类、曼陀罗颠茄	毛果芸香碱	每次 0.1mg/kg，皮下或肌内注射，每 15 分钟 1 次。本药只能对抗阿托品类引起副交感神经作用，对中枢神经中毒症状无效，故应加用巴比妥类药物
毒鼠强（四亚甲基二砜四氨）		目前尚无特效解毒药，可尝试血液净化

主要参考文献

1．王卫平，孙锟，常立文．儿科学．第9版．北京：人民卫生出版社，2018.
2．易著文．图表儿科学．北京：人民卫生出版社，2010.
3．魏保先，闫一兵．儿科学笔记．第3版．北京：科学出版社，2014.
4．任献青，张爱娥．儿科学．第8版．西安：第四军医大学出版社，2013.
5．罗开源，李新维．儿科学．北京：中国医药科技出版社，2014.
6．沈颖．儿科临床实习攻略．北京：清华大学出版社，2010.